ALS

AF237642

ALS

Sterben in Zeitlupe.
Oder,
„Humor ist, wenn man trotzdem
lacht."

Caroline Reznik

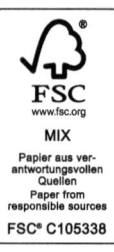

Impressum

Caroline Reznik

1. Auflage

© Caroline Reznik, 2021

Herstellung und Verlag:

BoD – Books on Demand, Norderstedt

ISBN: 9783754307502

Für Tim

Vorwort

Liebe Leute, jetzt muss ich doch mal etwas zu Papier bringen. Ich weiß noch nicht, was daraus wird, aber ich muss meinen Gedanken Luft machen.

Ich bin 45 und bei mir wurde vor sechs Jahren ALS diagnostiziert. Das war im November 2014.

Im März 2014 hatte ich bereits einen Schlaganfall. Das war ein Schock. Allerdings erholte ich mich gut. Ich machte eine ambulante Reha, ging von da an regelmäßig laufen und meldete mich zum Reha Sport an.

Bei ALS (Amyotropher Lateralsklerose) kommt es zum allmählichen Untergang bestimmter Nervenzellen in Gehirn und Rückenmark. Die Krankheit beginnt schleichend, häufig mit Muskelschwäche, Muskelschwund und/oder Muskelsteifigkeit und verläuft bei jeder Patientin/bei jedem Patienten anders. Was jedoch bei allen Patienten gleich ist, ist, dass der Geist unversehrt bleibt. Das heißt ich bekomme den ganzen Scheiß mit. Ich spüre alles und muss mit ansehen, wie meine ganzen Fähigkeiten schwinden. Alles, was mir Spaß gemacht hatte, kann ich einfach nicht mehr. Tanzen, backen, singen – alles fiel mir schwerer und schwerer.

Natürlich auch ganz banale Dinge im täglichen Leben. Mir fehlte bald die Kraft, eine Sprudelflasche zu öffnen oder eine Tür aufzuschließen.

Ihr fragt euch, ob es kein Medikament gibt?

Doch, allerdings heilt es nicht. Man sagt, es verzögert das Voranschreiten um ein halbes Jahr. Ob es stimmt? Kann man nicht wirklich nachvollziehen.

Ob man es nimmt, ist selbstverständlich jedem selbst überlassen. Ich habe mich sofort dazu entschlossen, es zu nehmen, weil ich mir Folgendes gesagt habe: Was ist, wenn sich im Laufe der Zeit herausstellen sollte, dass es eine viel bessere Wirkung erzielt? Ich würde mir in den A..... beißen, wenn ich es nicht genommen hätte, oder?

Vor zwei Jahren hatte ich schon einmal begonnen, alles aufzuschreiben, was mich so im Zusammenhang mit dieser fürchterlichen Krankheit beschäftigt. Naja, ich habe es versucht, aber das Voranschreiten der Krankheit bremste mich immer wieder aus, da ich mich immer wieder auf mehr und mehr Hilfsmittel einstellen musste. Außerdem bin ich nicht gerade zum Schreiben gemacht. Fragt mal meine Deutschlehrerin. Ich wünsche mir allerdings sehr, dass ich es jetzt hinbekomme. Die Software meines Kommunikationsgerätes ist inzwischen auch wesentlich besser geworden. Mittlerweile bin ich sogar richtig flott mit dem Bedienen dieser Augensteuerung. Mein alter Herr sagt sogar, ich sei

schneller im Schreiben als er mit den Fingern. Psssst....
Er ist stolze 81, da ist es auch keine große Kunst.

Dennoch strengt das Schreiben unheimlich an. Mir
wird eine Tastatur eingeblendet und ich muss dann den
gewünschten Buchstaben fixieren, bis ein Punkt (quasi
der Courser) die Taste ganz farbig unterlegt und damit
bestätigt. In den neuen Versionen meines Programmes
gibt es Wortvorschläge, die inzwischen auch erheblich
zugenommen haben, durch die jahrelange Anwen-
dung. Das macht es mir natürlich viel leichter und ich
bin schneller. So kann ich jetzt auch meine Geschichte
erzählen.

Kapitel 1

Also von vorne....

Ich bin gelernte medizinische Fachangestellte, Mutter eines 15-jährigen Sohnes und seit zehn Jahren Witwe.

Inspiriert hat mich, oder besser gesagt den Anstoß für den zweiten Anlauf zum Schreiben, gab mir die Auszubildende meines Pflegedienstes. Sie war sehr ergriffen von meiner Historie (so wird wohl die Lebensgeschichte von Patienten in der Pflege genannt). Sie meinte, ich sollte das doch aufschreiben, um anderen Betroffenen Kraft und Hoffnung zu geben. Ein sehr schöner Gedanke. Vor allem von einem 17-jährigen Mädchen in der heutigen Zeit.

Ich habe eine Weile hin und her überlegt, ob ich es noch einmal in Angriff nehmen sollte. Inzwischen ist die Krankheit so weit fortgeschritten, dass ich nur noch mit den Augen kommunizieren kann. Dafür habe ich einen speziellen PC mit einer Kamera, die meine Augen einfängt und auch spricht.

Ich habe zwar Arzthelferin in einer Praxis für Allgemeinmedizin und Chirurgie gelernt, bin aber nach der Ausbildung in eine Praxis für HNO und Allergologie gewechselt. Dort arbeitete ich dann 15

Jahre. In dieser Zeit heiratete ich, wir haben gebaut und bekamen unseren wunderbaren Sohn.

Nach dem Erziehungsurlaub ging ich wieder in Teilzeit in meinem Beruf zurück. Irgendwie erfüllte mich diese Arbeit aber nach einiger Zeit nicht mehr und ich überlegte, was ich sonst noch machen könnte. Die Chirurgie während der Ausbildung hatte mir großen Spaß gemacht und auch in der HNO haben wir viele ambulante Operationen durchgeführt. Ich konnte mir gut vorstellen, irgendwas in dieser Richtung zu machen.

Doch ich legte die Idee erstmal auf Eis, denn ich war wieder schwanger.

Jetzt denkt ihr schon, oben hat sie doch geschrieben, sie wäre „Mutter eines Sohnes". Ja, so ist es auch. Leider habe ich das Würmchen in der elften Woche verloren.

Als ich dann im Krankenhaus zur Ausschabung war, erfuhr ich, dass sie im OP eine Arzthelferin suchten. Und zwar für solche Arbeiten, für die nicht zwingend eine OP- oder Krankenschwester benötigt wird.

Ich habe nicht lange überlegt, mich beworben und eine Zusage bekommen.

Zum 01.01.2010 fing ich den neuen Job an.

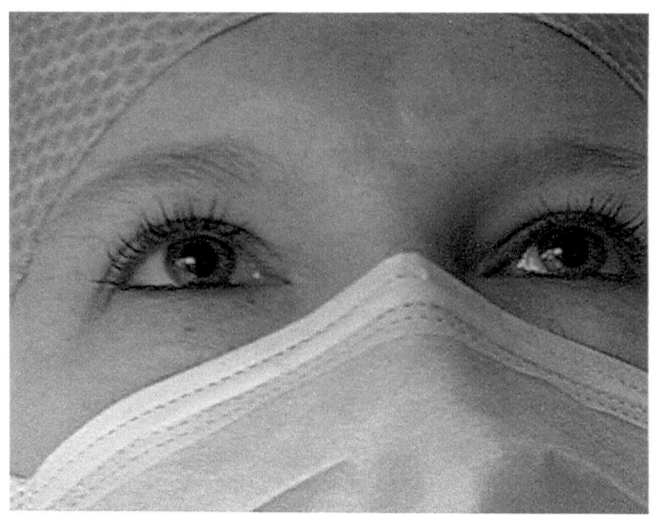

Das Foto von mir ist ein zufälliger Schnappschuss... Ich hatte es gar nicht mitbekommen... aber mir gefällt es sehr.

Ich war glücklich. Das tat so gut und es lenkte mich von dem schmerzlichen Verlust ab. Allerdings nicht sehr lange.

Das Pech sollte mich auch weiterhin verfolgen. Meine Mutter erlitt am 02.01.2010 einen Schlaganfall. Dazu kam noch, dass sie während der Behandlung am 09.01.2010 auch noch einen Herzinfarkt erlitt. Sie musste sogar reanimiert werden. Mehr oder weniger erfolgreich. Sie fiel ins Koma, wurde am nächsten Tag für hirntot erklärt und wir entschieden uns noch am selben Nachmittag, die Geräte abzuschalten.

Ich war so froh, dass wir wenigstens darüber mal gesprochen hatten. Sie wollte keine lebensverlängernden Maßnahmen. Das war bis dahin die schrecklichste Erfahrung, die ich machen musste.

Als das überstanden war, kehrte wieder der Alltag ein. Die Arbeit im OP machte mir Spaß. Sehr anstrengend, aber es war klasse. Ich lernte dort auch einen HNO-Arzt kennen, der mich sogar assistieren ließ.

Und auch privat konnte es nicht besser laufen. So kam es, dass ich im Mai 2010 wieder schwanger war. Doch leider wollte auch dieses kleine Wesen nicht bleiben. Um über den Schmerz hinweg zu kommen, flogen wir Anfang Juni 2010 in Urlaub. Diese Woche tat richtig gut. Ägypten, knalle heiß im Juni, aber das war uns egal. Leider doch nicht ganz so egal, wie sich herausstellen sollte. Mein Mann hatte mit der Hitze teilweise sehr zu kämpfen. Das war ich von ihm nicht gewohnt. Ja, er schwitzte schnell, aber dass er, ich möchte fast sagen, beeinträchtigt war, war mir neu. Als wir nach dem Urlaub zu Hause ankamen, hatte er wieder einmal Probleme mit der Kondition. Bei starker Anstrengung wurde ihm immer mal wieder schwindelig oder er bekam schlecht Luft. Diese Beschwerden hatte er schon seit Jahren, doch in den letzten zwei Jahre traten sie häufiger auf.

Er war auch zur Abklärung in einer Klinik, als der Schwindel mehrere Male kurz hintereinander während der Arbeit aufgetreten war. Mit dem Ergebnis: Sein

Herz hatte einen zu dicken Muskel. Das führte ab und an zu Herzrhythmusstörungen, aber er kam damit klar, wie er sagte. Ich wusste allerdings nicht, dass er mich belogen hatte. Er ließ mich in dem Glauben, dass die Ärzte ihm nur zu regelmäßigem, leichtem Ausdauersport geraten haben, damit der Muskel gleichmäßig belastet und nicht überlastet wird.

Wie sich später herausstellte, war es eine viel schwerwiegendere Diagnose und er hätte die Möglichkeit gehabt, etwas dagegen zu tun. Zu mir sagte er allerdings, es gehe ihm gut damit, so wie es ist und ich müsse mir keine Sorgen machen.

Zurück aus dem Urlaub war auch hier der Sommer angekommen und zwar richtig. Es war ganz schön heiß. Mein Mann arbeitete im Schichtdienst und so nutzten wir die Mittagszeit für eine Wasserschlacht, nachdem er vom Nachtdienst ausgeschlafen hatte.

Am Abend wollte mein Mann dann noch mit einer Gruppe Fahrrad fahren gehen. Ich erklärte ihn für verrückt. Es hatte auch um 18 Uhr noch 28 Grad und es wurde schwül. Naja, ich wollte jetzt nicht wieder streiten. Bringt doch eh nichts.

Ich kümmerte mich um unseren Sohn. Abendessen, duschen, noch gemütlich vorlesen und ab ins Bett. Gerade als wir uns zum Lesen zusammengekuschelt hatten, hörte ich draußen unsere Nachbarin meinen Namen schreien und schon klingelte es Sturm. Wir rannten zur Tür und sie schrie, ich solle sofort kommen. Mein Mann hätte einen Unfall gehabt. Völlig im Nebel brachte ich meinen Sohn zu meiner Freundin nebenan, die natürlich ebenfalls durch das Geschrei schon draußen war.

Zur anderen Nachbarin sagte ich noch, dass man dem Notarzt unbedingt die Herzprobleme meines Mannes mitteilen sollte. Irgendwas in mir sagte, dass die „Problemchen", wie er es immer abgetan hatte, wohl doch nicht so harmlos waren. Mir war übel und ich hatte kein gutes Gefühl. Am Unfallort angekommen bestätigte sich leider meine Befürchtung. Mein Mann hatte, begünstigt durch das kranke Herz, eine Lungenembolie und konnte nicht mehr gerettet werden. Es war Montag der 28.06.2010 ich war 34 Jahre alt, plötzlich Witwe und mein Sohn war mit knapp fünf Jahren Halbwaise.

Kapitel 2

Ich fiel in ein Loch. Warum? Warum? Die Frage nach dem Warum, war allgegenwärtig. Wie geht es jetzt weiter? Das große Haus. Es war doch noch so viel zu tun. Der Hof war auch noch nicht gepflastert. Und wie sollte ich die Finanzierung halten?

Fragen über Fragen... und ich hatte keine Antwort.

Nach vier Wochen ging ich wieder arbeiten, um irgendwie wieder etwas Struktur in mein Leben zu bekommen. Die Arbeit tat mir gut. Allerdings war es ein riesiger Spagat, den ich durch den Schichtdienst bewältigen musste.

Das alles konnte ich nur leisten, weil ein großer Freundeskreis und meine Familie hinter mir stand und mich unterstützte. Wie sagt man so schön – in schlechten Zeiten erkennt man, wer die richtigen Freunde sind.

Die wichtigste Person seit diesem Unglück ist mein Bruder. Er ist mein Ruhepol. War schon immer der Ruhigere von uns beiden. Ich würde fast behaupten, wir verstehen uns blind, obwohl er sechs Jahre jünger ist und wir quasi wie zwei Einzelkinder aufgewachsen sind. Vielleicht ist es aber auch gerade das, Gegensätze ziehen sich eben an. Er ist ein Goldschatz.

Die Sommerferien standen vor der Tür und ich fuhr mit meinem Sohn zu Verwandten, um mal raus zu kommen und mich abzulenken. Das Haus konnte ich natürlich auf Dauer nicht alleine stemmen. Ich musste verkaufen und zog in den Ort, in dem mein Sohn auch im nächsten Jahr eingeschult werden sollte. Außerdem wohnten dort auch meine Schwiegereltern, die ich ja brauchte, um weiter arbeiten gehen zu können.

Um irgendwie wieder in der Spur zu laufen, empfahl mir meine Freundin eine Kur und die wurde auch schnell genehmigt. Noch Mitte November fuhren wir nach Büsum. Es war eine gute Idee. Die Gespräche taten mir gut und ich konnte einigermaßen gefestigt die Weihnachtstage überstehen. Das neue Jahr kam und ich konnte das Haus verkaufen. Es ging zwar nicht ganz so zufriedenstellend, wie ich es mir erhofft hatte, über die Bühne, allerdings war es dennoch eine große Erleichterung.

Das Haus war sehr groß und trotz aller Eigenleistung war es für mich nicht das, was ich mir gewünscht hatte. Deshalb fiel mir der Umzug nicht besonders schwer. Mein Sohn dagegen war wütend auf mich, weil ich das Haus verkauft hatte. So klein er damals noch war, aber schließlich ist er dort aufgewachsen und er kannte nichts anderes. Das machte mir ein sehr schlechtes Gewissen, mit dem ich im Unterbewusstsein zu kämpfen hatte. Aber ich hatte ja keine andere Wahl. Meine Gedanken kreisten da natürlich auch um die

Frage, ob ich nicht hartnäckiger meinem Mann gegenüber hätte sein sollen in Bezug auf die Probleme mit dem Herzen... Ich machte mir viele Vorwürfe.

Der Umzug war geschafft, die Sommerferien waren schön und mein Sohn kam in die Schule. So langsam normalisierte sich unser Leben wieder. Normalität – wenn man nach so einem Verlust überhaupt noch von Normalität sprechen konnte. Aber was ist schon „normal"? Jeder hat doch ein anderes Empfinden für Normalität. Ich würde sagen, unsere Normalität hatte sich einfach etwas verändert.

Ein Jahr war es jetzt schon her, dass wir meinen Mann beerdigen mussten. Und ich muss gestehen, dass meine Trauer nach und nach einer Wut auf ihn gewichen war. Schließlich wäre er mit Sicherheit noch am Leben, wenn er sich hätte helfen lassen. Sicherlich hätte ich teilweise ihm noch mehr ins Gewissen reden können, aber er blockte bei dem Thema ständig ab und ich war es irgendwann leid, dass es immer im Streit endete. Er ist ein erwachsener Mann und muss wissen, was das Beste für ihn ist. Nur machte er mich mit dieser Haltung traurig und jetzt eben auch wütend.

Irgendwann war es dann so, dass mir an den einsamen Abenden schon jemand zum Anlehnen und Reden fehlte. Ich konnte schließlich nicht jeden Abend mit meinem Bruder telefonieren oder mit meiner Freundin. Irgendwie fühlte ich mich inzwischen als Störenfried. Das typische fünfte Rad am Wagen... Keiner meiner

Freunde würde es mir jemals sagen, aber für mich war es so. Eines Abends kam mir spontan die Idee, mich bei einem Dating-Portal anzumelden.

Eine Freundin hatte sich vor zwei Jahren bei so einem Format angemeldet und tatsächlich ihre große Liebe gefunden. Das musste für mich ja nicht genauso sein, doch eine starke Person an meiner Seite könnte ich schon gebrauchen.

Ich war ja schließlich nicht nur Mutter. Ich war auch immer noch eine Frau und es nervte mich, dass die Gespräche mit allen Menschen um mich herum sich immer nur um Kinder – Kirche – Küche drehten. Ich war wirklich nicht verzweifelt auf der Suche nach einem Partner. Versteht mich da bitte nicht falsch, aber dieses ländliche Leben machte es nicht einfach, einen neuen Partner kennenzulernen. Ich konnte mich nicht einfach nur so vor der Schule mit einem anderen Papa unterhalten. Sofort gab es Gerüchte. Wohl dem, der Schlechtes dabei denkt. Das Lied der Ärzte, „Lass sie reden", trifft es auf den Punkt und ich denke immer wieder daran, wenn ich von Gerüchten höre.

Tatsächlich habe ich mich auch mit ein, zwei Männern sehr gut unterhalten und einer war es wert, mich auf ein Treffen einzulassen.

Leider wohnte er nicht gerade um die Ecke, so ging das Kennenlernen langsam, aber dafür umso intensiver. Wir konnten reden und reden und vergaßen oft die Zeit. Er tat mir gut. Nach ein paar Wochen telefonieren,

Skypen und Treffen am Wochenende, stellte ich ihn auch meinem Sohn vor. Auch da stimmte die Chemie und wir begannen eine Wochenendbeziehung zu führen. So verging ein weiteres Jahr und es hätte nicht besser laufen können.

Die Arbeit im Krankenhaus allerdings hatte ich zwischenzeitlich gekündigt, weil mein Sohn Probleme mit dem Einschlafen entwickelt hatte, wenn ich ihn nicht ins Bett bringen konnte. Mein Vater war so lieb und kam jedes Mal zu uns, damit er in seinem Bett schlafen konnte. Es war also in seiner vertrauten Umgebung und trotzdem kam er nicht zur Ruhe. Dankbarer Weise bot mir der HNO-Arzt, den ich im OP kennen gelernt hatte, eine Stelle an. So arbeitete ich von da an regelmäßig zweieinhalb Tage die Woche wieder in einer Praxis. Dieser Arzt ist inzwischen zu einem sehr guten Freund geworden. Er ist ein ganz besonderer Mensch.

Kapitel 3

Ein weiteres Jahr verging und es war wieder so etwas wie Alltag eingekehrt.

Kurz vor Weihnachten 2013 hatte ich dann plötzlich Probleme mit dem Gleichgewicht. Ich schob es auf den Stress. Die Alleinerziehenden unter euch, wissen, was ich meine.

Zwei Tage lang hatte ich Schwindel. Aber ich war ja „vom Fach", machte ein paar Übungen und es sollte wieder gut werden. Was soll ich sagen, am nächsten Morgen war tatsächlich wieder alles normal. Prima, also haben meine Übungen doch geholfen. Ich war erleichtert.

Weihnachten kam, Silvester und auch Fasching Anfang Februar. Es ging mir gut. Der Schwindel war vergessen. Im Februar 2014 fuhren wir dann noch einmal in eine Mutter-Kind-Kur, um ein weiteres Mal abschalten zu können. Vielleicht würden sich ja auch die Schlafprobleme meines Sohnes wieder bessern.

Mir jedenfalls tat die Kur sehr gut und ich schöpfte wieder neue Kraft. Das war auch gut so, denn die Kommunion meines Sohnes stand ins Haus. Es gab einiges zu planen, zu basteln und zu organisieren. Es waren noch knapp zwei Monate bis dahin.

Mein Freund unterstützte mich, wo er nur konnte. Allerdings ist das bei einer Entfernung von 120 Kilometern schwierig. Doch das war egal. Es zählte, dass er für uns da war.

Zurück aus der Kur kam allerdings eine Nacht, die mir Angst machte. Mir war übel. Schon den ganzen Abend. Und ich bemerkte erneut einen leichten Schwindel. Ich ging ins Bett und schlief auch schnell ein. Allerdings wurde ich plötzlich wieder wach, weil ich dachte ich müsse mich übergeben. Vorsichtshalber ging ich ins Bad. Im Vorbeigehen warf ich einen Blick in den Spiegel und während ich mich erleichterte, dachte ich plötzlich: „Hä??? Habe ich das eben richtig gesehen? Ist mein Gesicht schief? Ich schaute zur Sicherheit noch einmal. Nein. Alles gut. Komisch, muss wohl das Schwindelgefühl gewesen sein. Wie auch immer. Zurück im Bett schlief ich ein und mir ging es, bis auf etwas Übelkeit, wieder gut. Das schiefe Spiegelbild wollte mir aber nicht mehr aus dem Kopf gehen.

Am nächsten Tag bei der Arbeit war es dann wieder so. Plötzlich, von jetzt auf gleich, kam ein Gefühl, als müsste ich spucken. Ich sagte meinem Chef Bescheid und durchlief die unterschiedlichsten Untersuchungen, die man bei uns in der Praxis in so einem Fall anordnete. Wir diagnostizierten einen Ausfall des rechten Gleichgewichtsorgans. Mein Chef wollte allerdings, aufgrund meiner Schilderung der letzten Nacht, auf Nummer sicher gehen und schickte mich zum CT in die nebenan gelegene Klinik. Das CT zeigte eine kleine trübe Veränderung im Gehirn. Es war ein Schlaganfall, wie mir der Neurologe nach ein paar weiteren Tests offenbarte.

Schlaganfall? Ich? Ja, ich weiß, dass es jeden treffen kann. Aber mich? War denn nicht schon genug passiert? Und ich habe doch die Ernährung umgestellt. Ich habe doch schon abgenommen. Ich geh doch regelmäßig laufen. Warum ich?

Da war es. Das WARUM Ich? Natürlich fragt man sich das. Allerdings nur kurz in meinem Fall. Ich hatte ja großes Glück. Ich hatte keine Lähmungen oder sonstigen Ausfälle, außer dass ich den Fingertipp nicht ganz ausführen konnte. Der Arzt sagte, ich solle jeden einzelnen Finger nacheinander mit dem Daumen zusammen tippen, was mir noch mit dem Zeigefinger und dem Mittelfinger gelang. Mit dem Ringfinger aber zitterte ich, ich kam nicht ganz zusammen und der kleine Finger hatte nicht wirklich Lust, mir den Gefallen zu tun, sich Richtung Daumen zu bewegen. Februar 2014, ich bin 39 Jahre alt und hatte einen Schlaganfall.

Ich ging mit dieser Hiobsbotschaft zurück in die Praxis und wir besprachen das weitere Vorgehen.

Zur Ursachenforschung musste ich für ein paar Tage stationär ins Krankenhaus. Es kam nicht wirklich etwas dabei heraus. Natürlich nicht. Denn heute wird vermutet, dass genau das der Ausschlag für die ALS war. Ich kam in Reha und erholte mich. Bei den ganzen Anwendungen fielen mir allerdings erst die kleinen Ausfälle auf, die dann doch dem Schlaganfall geschuldet waren. Ich hatte nicht mehr genug Kraft in der Hand, um einen Stift flüssig zu bewegen. Oder ich konnte einen Ball nicht mehr fangen. Ganz banale Dinge.

Nach der Reha ging ich wieder arbeiten, bekam aber weiter Anwendungen beim Physiotherapeuten und Ergotherapie. Zeitgleich meldete ich mich beim Rehasport an. Kann man nämlich vom Hausarzt verordnet bekommen. Er wird primär von den Krankenkassen mit dem Ziel der Hilfe zur Selbsthilfe zur Verfügung gestellt und über einen begrenzten Zeitraum bewilligt. Ich machte Fortschritte und konnte auch wieder richtig schreiben.

Nach ein paar Wochen stellte ich allerdings fest, dass die Gewichte irgendwie immer schwerer wurden Ich schaffte nicht einmal mehr die vorgegebenen Wiederholungen. Der Trainer kontrollierte die Einstellungen, er hatte jedoch nichts verändert. Fast zeitgleich bemerkte ich an meiner rechten Hand eine, hm, wie kann ich euch das am besten beschreiben. Eine Delle zwischen Daumen und Zeigefinger. Da wo eigentlich ein festes Stück Muskel sein muss, wenn man die Finger zusammendrückt, war fast nichts mehr. Das konnte nicht normal sein. Was wir ja noch nicht wussten. Muskelaufbau beziehungsweise Krafttraining ist bei ALS kontraproduktiv.

Ich sprach meine Ergotherapeutin darauf an und sie sagte, dass es eigentlich nicht sein kann, und riet mir, dringend einen Arzt drauf schauen zu lassen. Kaum merklich später fingen Gangschwierigkeiten an. Wobei das nicht einmal mir selbst zuerst aufgefallen ist, sondern meinem Bruder. Wir gingen zu dieser Zeit öfter gemeinsam laufen. Er meinte, ich würde nicht mehr gleichmäßig laufen, und je mehr ich es beobachtete, umso mehr viel es auch mir selbst auf.

Mein Chef, ebenso alarmiert, schickte mich erneut zur Abklärung in die Klinik. Das war im Oktober 2014.

Kapitel 4

Die Untersuchungen, die jetzt mit mir gemacht wurden, werde ich wohl nicht vergessen. Mal abgesehen von den unzähligen Blutuntersuchungen und Röntgenaufnahmen musste das Nervenwasser (Liquor) untersucht werden. Liebe Leute! Ich weiß, dass bei Geburten der Vorgang ungefähr derselbe ist, wenn ein Kaiserschnitt gemacht wird. Doch in diesem Fall kommt ja kein Medikament rein, um die Schmerzen zu lindern, hier soll das Zeugs raus. Ich hatte Schiss. Aber gesagt – getan. Es war ok.

Nach der Entnahme musste ich für den Rest des Tages liegenbleiben und durfte nur im Beisein einer Schwester zur Toilette. Das Ergebnis wurde in zwei Tagen erwartet. Das waren die längsten Tage meines Lebens.

Ich saß also auf meiner Bettkannte, umarmte mein Kissen und hoffte, dass es schnell vorüber ging.

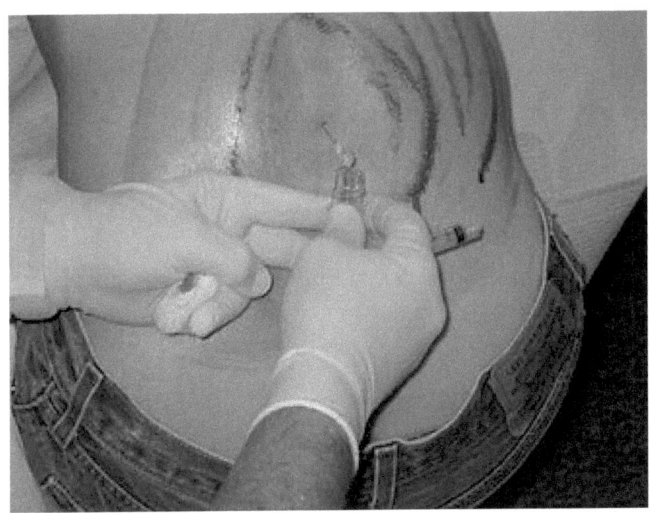

Im Zeitalter von Dr. Google recherchierte ich, was die Ärzte mir viel zu schnell an den Kopf warfen. Motoneuron-Erkrankung?

Was sind Motoneuron-Erkrankungen? Die amyotrophe Lateralsklerose (ALS), die spinale Muskelatrophie und die spastische Spinalparalyse sind degenerative Erkrankungen bestimmter Nervenzellen in Gehirn und Rückenmark, die Muskeln steuern. Diese Nervenzellen nennt man Motoneuronen.

Aber eigentlich hätte ich mir das auch sparen können. Ich hatte im Gespür, dass ich die Arschkarte gezogen hatte. Es traf viel zu viel auf DIE eine Diagnose zu. ALS...?

Endlich, heute sollte ich gesagt bekommen, was es ist. Endlich Gewissheit, was ich habe. Aber es kam keine Visite. Ich hörte die Ärzte auf dem Flur, doch es kam niemand zu mir. Inzwischen war es früher Nachmittag und ich fragte die Schwester, was los sei. Sie meinte, es sei viel zu tun, ich dürfte jedoch nach dem Gespräch heute nach Hause. Das sagte sie mit einem ganz komischen Lächeln im Gesicht. Also gut. Ich übte mich in Geduld und endlich, als ich zum zweiten Mal fragte, wann ich gehen darf, bat mich die Chefärztin in ihr Büro. Chefärztin! Eigentlich war das für mich schon Aussage genug.

Jetzt wusste ich auch, warum ich so lange auf das Gespräch hatte warten müssen. Die unangenehmen Diagnosen wurden von den Chefärzten überbracht.

Sie fing behutsam an, aber das war nichts für mich. Ich gab ihr dann deutlich zu verstehen, dass sie bitte nicht um den heißen Brei herumreden soll. Ich sah, dass sie nach den richtigen Worten suchte.

„Ja, Frau Reznik, sie haben vermutlich ALS."

Zur Bestätigung der Diagnose musste ich in eine spezielle Klinik. Ich hatte Glück. Sie kannte Prof. Ludolph aus dem RKU Ulm, einer der Spezialisten in der Forschung auf diesem Gebiet. Das war wirklich ein Glücksfall. Genauso die Tatsache, dass sie bereits Erfahrung mit ALS hatte. Andere Patienten rennen von Arzt zu Arzt und es dauert teilweise über Jahre, bis die genaue Diagnose feststeht. Kostbare Zeit, die man meistens nicht mehr hat, wie ich in einigen Foren gelesen habe.

Sie redete noch irgendetwas und schob mir ein paar Zettel entgegen, doch ich hörte kaum noch, was sie sagte.

A L S !

Ich befand mich plötzlich in einer Blase.

Nahm nichts mehr richtig wahr.

Ich gab ihr noch die Hand und schlurfte die Flure entlang zu meinem Auto und da brach dann das erste Mal alles aus mir heraus. Ich heulte Rotz und Wasser. Mein Handy hatte inzwischen schon drei Mal geklingelt. Mein Freund. Ach ja, er wartete zu Hause mit dem Abendessen und wollte natürlich wissen, wo ich bleibe. Er hatte sich die Tage frei genommen, um meinen Sohn zu versorgen.

„Ich bin gleich da", rief ich kurz zurück und fuhr nach Hause.

Mein Sohn fiel mir in die Arme und ich konnte meine Tränen nicht zurückhalten. Erschrocken wich er zurück.

„Mama hast du Schmerzen? Habe ich dir weh getan?" Er war es nicht gewohnt, mich so zu sehen, und mein Freund wusste somit auch gleich, was Sache ist.

Wir aßen und ich brachte meinen Sohn ins Bett. Zurück im Wohnzimmer nahm mich mein Freund in den Arm und ich heulte wieder. Wir kuschelten uns zusammen und ich gab ihm die Notizen der Ärztin. Wir haben noch kurz das Nötigste besprochen, mit meinem Bruder telefoniert und so machte ich am nächsten Tag einen Termin in Ulm.

Vier Wochen später war es dann so weit. Mein Freund kam zu uns, er blieb wieder bei meinem Sohn und ich fuhr mit meinem Bruder am nächsten Morgen nach Ulm.

Je näher wir kamen, desto nervöser wurde ich. Was werden die noch mit mir anstellen?

Dort angekommen kam das, glaube ich, allen bekannte Procedere. Warten – anmelden – warten – ich kam auf Station – warten.

Zwischenzeitlich habe ich meinen Bruder nach Hause geschickt. Netterweise bekam ich ein leckeres Mittagessen.

Dann endlich wurde mir ein Zimmer zugewiesen und ich räumte meine Habseligkeiten in den Schrank. Wieder warten. Ich habe mich aufs Bett gelegt und bin eingedöst. Plötzlich tat sich dann doch noch etwas. Die Stationsärztin stellte sich mir vor und erklärte mir die weitere Vorgehensweise, abhängig davon wie die Geschichte anfing. Ich erzählte und wir begannen mit meinem Gedächtnis. Ich musste mir zum Beispiel Zahlenfolgen merken, die immer länger wurden. Oder sie las mir eine Geschichte vor und stellte mir dann Fragen dazu.

Am nächsten Morgen bekam ich Blut abgenommen, die Lunge wurde geröntgt und die Lungenfunktion getestet. Am Nachmittag musste ich noch ins MRT und eine Assistenzärztin stellte Fragen über die Psyche, und meine Hobbys. Sogar das Thema Tod und Sterbehilfe wurde gewichtet. Die Fragen zum Suizid waren dann schon ziemlich schräg. Zu dem Zeitpunkt war das Thema für mich total absurd. Ich würde mich doch nicht umbringen. Heute allerdings... Wie soll ich es beschreiben? Manchmal hab ich mir schon gedacht, dass ich ja gar nicht mehr die Möglichkeit habe, mein Leben zu beenden, wenn ich es für richtig halte. Sprich, wenn ich es nicht mehr aushalte.

Ich bin komplett gelähmt und dauerhaft beatmet. Für viele Menschen ist das kein lebenswertes Leben mehr... Für mich schon. Schließlich gibt es noch meinen Sohn, meine Familie, für die es sich zu leben lohnt. Doch es gibt eben auch einen Gedanken an das, was noch kommt. Keine Ahnung, wie es mir in ein paar Monaten geht und ob ich meine Meinung ändere. Werde ich weiterhin die Kraft aufbringen, dieses eingeschränkte Leben zu führen?

Für den nächsten Tag wurde also das Blutergebnis erwartet und wieder entwickelte sich, natürlich davon abgeleitet, das weitere Vorgehen. Wie ich vermutet hatte, musste ich mich noch weiteren Tests unterziehen. Und einer davon war echt fies. In sämtliche Bereiche meines Körpers wurden Nadeln gesteckt, um die Leitfähigkeit der Nerven zu messen. Dazu müssen die Nerven mit Stromimpulsen gereizt werden. Mit sämtlichen Bereichen meine ich zum Beispiel auch die Wange.

Schlagartig wurde mir die Tragweite dieser Erkrankung bewusst. Ja klar, er wollte messen, welche Regionen meines Körpers schon in Mitleidenschaft gezogen waren. Diese Messungen waren ganz schön schmerzhaft. Er war auch der Erste, der mich nach unwillkürlichen Muskelzuckungen fragte. Ja, ich hatte immer mal wieder ein Zucken bemerkt, dem aber keine größere Beachtung geschenkt. Heute weiß ich, dass das Zucken quasi die letzte Meldung des Muskels ist, bevor er gänzlich seinen Dienst versagt. Seit ich das weiß, beobachte ich meinen Körper noch mehr, um mich psychisch schon mal auf die neue Situation einzustellen. Das hilft mir, um nicht in ein noch tieferes Loch zu fallen. Es ist eben der Verlauf der Krankheit und es macht es nicht besser, wenn ich jedes Mal in Selbstmitleid versinke.

Am Mittag wurde mir dann auch hier das Nervenwasser entnommen und dann war ich erst einmal platt. Die Anspannung der letzten drei Tage hinterließen Spuren. Ich schlief den ganzen Nachmittag.

Leider hatten die Ärzte danach keine gute Nachricht für mich. Die Diagnose wurde bestätigt.

ALS.

Sterben in Zeitlupe.

November 2014.

Kapitel 5

Wie geht es jetzt weiter?

Darauf konnten die Ärzte mir natürlich keine Antwort geben. Sie haben aber versichert, mir für Fragen zur Seite zu stehen. Wenn es Probleme zum Beispiel mit der Krankenkasse geben sollte, oder, oder, oder.

Sie fragten mich, ob ich an einer Studie teilnehmen würde. Dafür sollte ich mich in vierteljährlichen Abständen in der Klinik vorstellen. Für mich war es selbstverständlich, daran teilzunehmen. Wie sonst soll die Forschung vorankommen, wenn sich keiner bereit erklärt, mitzumachen.

In dieser Studie ging es darum, ob hochkalorische Nahrung sich positiv auf den rasanten Verfall auswirkt. Dazu musste ich jeden Tag einen Esslöffel spezielle Nahrungsergänzung zu mir nehmen. Das war eklig fett. Ich habe es mir in einen Milchkaffee mischen lassen, dann war es erträglich.

Wieder zu Hause angekommen, versuchte ich mein Leben so weiter zu leben, wie immer. Ja, wie immer. Vielleicht war es ein Schutz meines Unterbewusstseins, ich weiß es nicht. Aber ich habe mich nicht krank gefühlt und habe sehr lange gehofft, dass irgendwann einer sagt, es wäre alles nicht wahr.

Ich hatte keine Schmerzen. Auch heute noch – Schmerzen habe ich nicht wirklich. Ab und zu nehme ich was, wenn der Rücken zwickt oder die Schultern.

Ich schweife ab – wo war ich? Ach ja, alles wie immer.

Es gelang mir nur bedingt. Vor allem, weil ich jedem erklären musste, was ich habe. Nicht jeder hatte im Sommer die Ice-Bucket-Challenge-Aktion im Internet mitbekommen. Oder wenn doch, dann wusste man nicht, um was es genau ging. Das blöde ist ja, man sieht einem ALS-Erkrankten zunächst nichts an. Man sieht nicht, dass dieser Mensch eine unbestimmte, aber mit Sicherheit verkürzte Lebenserwartung hat. Es ist auch schwer, sich vorzustellen, wie es ist, nach und nach seine Fähigkeiten zu verlieren. Ich wusste es ja selbst noch nicht. Also, was war jetzt zu tun?

Der eigentliche Plan war, dass wir in den Sommerferien zu meinem Freund ziehen. Mein Sohn ging jetzt in die 4. Klasse und würde somit auf eine weiterführende Schule wechseln. Da bot sich ein Umzug zu diesem Zeitpunkt an. Aber jetzt? Ich brauchte meine Familie in greifbarer Nähe. Wir brauchten unseren Freundeskreis, der um unsere Situation wusste. Vor allem mein Sohn. Mein Instinkt sagte mir, dass es noch Gold wert sein würde, in vertrauter Umgebung zu bleiben.

Trotzdem konnte ich nicht in der Wohnung bleiben, denn es gab keinen Aufzug und mit einem Rollstuhl wäre das Bad nicht zu benutzen. Also musste ich mich nach einer Wohnung umschauen, die rollstuhlgeeignet ist und entweder im Erdgeschoss liegt, oder einen Aufzug hat. Das war gar nicht so einfach und ich bin froh, dass ich die Suche gleich in Angriff genommen habe, obwohl ich noch laufen konnte. Was wäre die Alternative gewesen? Pflegeheim?

Ich suchte natürlich nach den unterschiedlichsten Möglichkeiten. Eine weitere wäre noch eine so genannte Beatmungs-WG. Aber was wäre dann mit meinem Sohn? Ich fragte in meiner Familie und im Freundeskreis. Allerdings wusste ich irgendwie, dass das nicht wirklich eine Lösung sein konnte. Ich habe mir natürlich gewünscht, dass jemand aus meiner Familie ihn bei sich aufnehmen würde, doch so einfach ist es leider nicht. Zunächst wandte ich mich an meine Psychologin, die uns nach dem Tod meines Mannes betreute, und sie empfahl mir, mich doch direkt an das Jugendamt zu wenden. Ich hatte mich nicht getraut, weil ich Angst hatte, sie würden ihn mir wegnehmen.

Dann nahm ich doch meinen ganzen Mut zusammen und informierte mich beim Jugendamt, wie man mich unterstützen könnte. Sie stellten mir einen Jugendhelfer an die Seite, aber das war nicht das, was ich mir erhofft hatte. Er kam, wenn überhaupt, nur einmal die Woche und dann half er meinem Sohn nur bei den Hausaufgaben. Oder sie unternahmen etwas zusammen. Das war sicher schön, half mir aber unterm Strich nicht weiter.

Mein Sohn brauchte jemanden, der ihn unterstützte, um Struktur in den Alltag zu bekommen. Ich hatte nicht mehr die Kraft, dem vorpubertären Jüngling Paroli zu bieten.

Wenn sich die Situation wieder einmal so zuspitzte, dass sprichwörtlich die Wände wackelten, griff ich zum Handy und rief meinen Freund an. Er hatte die Gabe, ihn wieder runter zu holen, und natürlich auch mich. Meinen Bruder rief ich an, wenn ich merkte, dass uns ein Gespräch am Telefon nicht wirklich weiterbringen würde. Wie das noch weitergehen sollte, wenn ich noch weitere Einschränkungen haben würde, wagte ich mir noch gar nicht vorzustellen. Es ist einfach so, dass ein Jugendlicher die Stärke braucht, um die Grenzen auszureizen. Ich würde ihm das physisch nicht mehr lange bieten können. Und das spürte er auch. Für meinen Bruder war die Situation selbstverständlich auch alles andere als einfach. Musste er doch auf der einen Seite der starke Fels in der Brandung sein und auf der anderen Seite tat es ihm auch weh, mich so zu erleben. Seine große Schwester. Wir stehen uns ja sehr nahe. Die Gespräche mit der Psychologin halfen da auch nicht großartig. Unbewusst waren diese Reaktionen meines Sohnes kleine Hilfeschreie, die ich wahrnahm, aber ich konnte nichts weiter machen, als ihm meine Liebe zu geben und ihm zu sagen, dass er nicht alleine ist. Mir tat das weh. Fürchterlich weh.

Kapitel 6

Das Laufen fiel mir langsam schon schwerer. Grund dafür ist die Fußheberlähmung. Das bedeutet, ich schlurfte immer mehr. Was wiederum zur Folge hatte, dass sich die Sturzgefahr erhöhte, da ich über meine eigenen Füße stolperte. Zunächst nur der rechte Fuß. Doch schon wenige Monate später auch der linke. Zur Unterstützung verordnete mir die Klinik Orthesen, die ich mir an die Füße und Unterschenkel schnallen konnte. Das Laufen damit war allerdings nicht wirklich leichter. Ich bin auch damit das ein oder andere Mal hingefallen. Die Sohlen dieser Orthesen sind starr und damit ist ein Abrollen, wie es im gesunden Gang der Fall ist, nicht möglich. Deshalb wie gesagt für einen besseren Lauf nicht wirklich förderlich. Kann aber auch sein, dass ich mich zu dämlich angestellt habe.

Autofahren ging allerdings noch ohne Probleme. Zum Glück, so konnte ich weiterhin arbeiten gehen. Ich liebte meine Arbeit und meine Kolleginnen sowieso. Ich konnte mir nicht vorstellen, nicht mehr arbeiten zu gehen.

Die Kraft in meiner rechten Hand war das nächste, das nachließ und mich auf eine Geduldsprobe stellte. Das Haarewaschen ging nicht mehr so leicht, geschweige denn das Frisieren. Ich habe Naturwellen und lange Haare, die ich bei der Arbeit immer zusammengebunden habe.

Und auch das Aufschließen einer Tür war irgendwann nicht mehr machbar. Mir fehlte einfach die Kraft für den letzten Klick. Wie gut, dass es so kleine Helferlein gibt.

Mit einem längeren Hebel ging es ganz gut. Auch das Hilfsmittel für die Flaschen mit Schraubverschluss war eine große Erleichterung.

Das nächste, was mir dann erneut zu schaffen machte, war, dass ich den Knopf meiner Hose nicht mehr schließen konnte. Geschweige denn den Reißverschluss. Aufmachen ging noch irgendwie. Das heißt, ich konnte noch alleine zur Toilette, wenn ich ein Band an den Knopf festmachte. Wenn es nicht hielt, war ich auf Hilfe angewiesen. Das Unangenehmste war, dass ich eines Morgens meinen Sohn bitten musste, mir zu helfen. Natürlich hat er es getan, aber für mich war es schrecklich. War es doch die verkehrte Welt. Es konnte nicht sein, dass mein Kind mir beim Anziehen helfen musste. Nach diesem Vorfall bestellte ich mir Hosen mit Gummizug. Das letzte Mal, dass ich Hosen mit Gummizug getragen habe, war während der Schwangerschaft.

Immer öfter musste ich um Hilfe bitten. Gerade im Anfangsstadium kostete es mich große Überwindung, jemanden um Hilfe zu bitten, sei es auch nur für

Kleinigkeiten. Es ist eben doch ein Unterschied, ob ich das Glas Gurken beispielsweise mal eben jemanden rüberreiche, weil es ums Verr.... nicht aufgeht, oder ob es stetig mehr wird, was nicht gelingen will. Beim Öffnen einer Sprudelflasche oder beim Binden eines Zopfes, um noch ein paar Kleinigkeiten zu erwähnen. Doch ich ging trotz allem immer noch arbeiten.

An dieser Stelle möchte ich nochmal einen ganz besonderen Dank an meine Kolleginnen aussprechen, die mich, als wäre es selbstverständlich, zur Toilette begleitet haben oder mich die Rezeption machen ließen, weil ich dort meine Arbeit im Sitzen erledigen konnte.

Was mich auch fast täglich verzweifeln ließ, waren meine Haare. Ich konnte kaum noch meine Arme so lange oben halten, um mich zu frisieren. Das Gefühl kann man vergleichen mit einem Tag zu viel Krafttraining. Da ist es doch gerne mal so, dass die Arme oder Beine schwer sind wie Blei. Nur das Gefühl ging nicht mehr weg. Also rief ich letztendlich missmutig meine Frisörin an und trennte mich schweren Herzens von meiner Mähne.

Als nächstes musste ich auch meinem Sohn von meiner Krankheit erzählen. Aber wie?

Er war jetzt neun Jahre alt. Ich hatte beschlossen, ihm zuerst nur das Nötigste zu sagen. Also dass die Probleme, die ich hatte, untersucht wurden und ich mit einigen Hilfsmittel zurechtkommen würde.

Allerdings könnte es sein, dass ich in einen Rollstuhl muss. Alles weitere würde ich ihm Situationsbedingt erklären oder falls er fragen würde, dementsprechend reagieren. Ich wusste nicht, wie ich erklären sollte, dass ich sterben würde. Ich wusste ja selbst nicht, wie der weitere Verlauf meiner Krankheit sein würde. Glaubt man dem Internet, liegt die Lebenserwartung bei drei bis fünf Jahren. Tschakka... da bin ich jetzt schon mal drüber!

Liebe Leute! Unterschätzt eure Kinder nicht. Sie bekommen mehr mit, als ihr euch vorstellen könnt. Was ich damit meine, erfahrt ihr später noch in einem etwas anderen Zusammenhang.

Kapitel 7

Fast zeitgleich musste ich mich um eine Pflegestufe bemühen. In absehbarer Zeit würde ich auch Hilfe bei der generellen Körperpflege benötigen, oder auch beim Kochen. Ich wusste, dass eine frühere Klassenkameradin meines Mannes einen ambulanten Pflegedienst leitete und sie bat ich um Hilfe. Keine Woche zu früh, wie sich herausstellte. Denn gerade in den Anfängen, wenn es darum geht, eingestuft zu werden, mahlen die Mühlen der Krankenkasse und des medizinischen Dienstes sehr, sehr langsam.

Aber wenigstens ging die Einstufung in die Pflegestufe, heißt heute Pflegegrad, bei mir relativ gut. Leider musste ich schon nach wenigen Monaten eine Erhöhung der Pflegestufe beantragen. Als die höhere Stufe genehmigt war, stellte ich schon den nächsten Antrag.

Den Schwerbehindertenausweis bekam ich auch recht zügig und der Antrag auf 100% ein paar Monate später war auch kein Problem. Ich habe mir allerdings auch die Mühe gemacht, alle Fragen mit Fotos zu belegen. Meine Erfahrungen aus der Zeit beim Hausarzt haben gezeigt, dass man den Herrschaften, die die Entscheidungsgewalt haben, gleich den Wind aus den

Segeln nehmen muss. So, dass sie quasi keine andere Möglichkeit haben, als der Einstufung zuzustimmen.

Meine Einschränkungen führten dazu, dass wir immer die ganze Woche komplett durchplanen mussten, was wir kochen und somit auch einkaufen mussten. Zunächst kochten wir am Wochenende so viel vor, dass ich für den Montag und Dienstag auch noch was hatte. Am Mittwoch aß mein Sohn sowieso bei meinen Schwiegereltern, weil ich da den ganzen Tag arbeiten war. Ich aß am Abend die Reste. Donnerstags gab es ein ausgiebiges Vesper oder wir griffen auf Fertigprodukte zurück. Am Freitag dann fuhren wir zu meinem Freund oder er kam zu uns und kochte abends. Alles eine Frage der Organisation, aber bisweilen auch nervig.

Die Feinmotorik meiner rechten Hand ließ mehr und mehr nach und ich begann mit meiner linken Hand schreiben zu üben. Ich wollte einfach dieser Krankheit trotzen. Es kann doch nicht angehen, dass so eine große Unbekannte immer mehr von meinem Körper in ihren Besitz nimmt. Noch nicht... Ebenso beantragte ich bei der Rentenversicherung die Übernahme eines Autos, das auf meine Bedürfnisse umgerüstet werden sollte, sodass ich weiterhin arbeiten gehen konnte. Bei der Rentenversicherung deswegen, weil die die Kosten übernehmen, wenn man dadurch weiterhin arbeiten gehen kann. In der Praxis hatten wir inzwischen ebenfalls ein paar kleine Änderungen umgesetzt, um mir die Arbeit zu erleichtern. Beispielsweise bekam ich eine Tastatur für Linkshänder oder ein Headset, um den Telefonhörer nicht mehr in die Hand nehmen zu müssen.

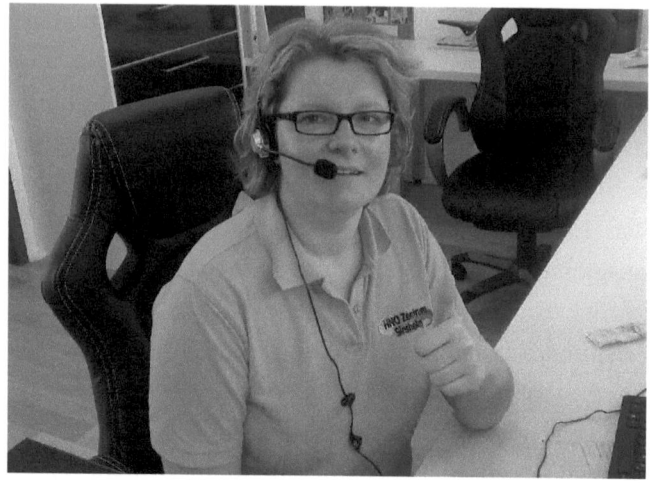

Auf dem Foto seht ihr mich schon mit kürzeren Haaren und dem erwähnten Headset.

Die Wohnungssuche verlief schleppend. Logisch, wer hat schon eine behindertengerechte oder zumindest eine, die rollstuhlgerecht war?
Endlich meldete sich eine Bekannte, die eine Anzeige in der Zeitung gefunden hatte. Gerade noch im Einzugsbereich der Schule. Das bedeutete zwar, wieder umziehen zu müssen, aber so wurde mein Sohn nicht aus seinem Freundeskreis gerissen. Es war für ihn so

schon schwer genug, zu sehen, wie die starke Mama immer mehr Stärke verlor.

Die Wohnung ist toll und mein Vermieter so nett und hilfsbereit. Den Umzug planten wir für Anfang Juli, kurz vor den Sommerferien. Nicht zu früh, wie sich schnell herausstellen sollte. Bald schon kam ich ohne den Rollstuhl nicht mehr aus und der Pflegedienst kam, um mich zu unterstützen.

Das erste Mal gewaschen zu werden, war echt komisch. Ich hatte schon Probleme, wenn ich mich zu Fasching schminken lassen sollte. Ich habe es immer selbst gemacht. Ich glaube, da werde ich mich nie ganz dran gewöhnen können. Auch die Haare. Ich habe noch nie von jemandem einen Zopf gemacht bekommen. Sie gaben sich alle so viel Mühe und waren so lieb. Aber, naja, ich bin halt sehr eigen, wenn es um meine Haare geht. Ganz heißes Thema.

Überhaupt begann ich langsam zu verstehen, was die Krankheit mir noch abverlangen würde. G E D U L D. Absolut nicht meine Stärke. Und ich konnte mir nicht vorstellen, von jemanden den Po abgewischt zu bekommen. Ok, ich gehe nicht näher auf das Thema ein. Macht euch selbst eure Gedanken darüber.

Kapitel 8

Sommer 2015! In ein paar Wochen würde ich 40 werden und mir war nicht zum Feiern zumute. Sehr ungewöhnlich für mich. Ich bin ein sehr geselliger Mensch. Ich habe immer gerne gefeiert und Spaß gehabt.

Als Jugendliche und junge Erwachsene war beispielsweise das Tanzen ein großes Hobby von mir. Mit 16 machte ich einen Tanzkurs und bin dabei geblieben bis zum *Gold Star Kurs*. Es hat mir riesigen Spaß gemacht. Mit 17 begann ich deshalb auch noch das Tanzen in der Prinzengarde. Wir waren nicht so professionell, wie ihr die Gruppen aus den Faschingshochburgen vielleicht kennt, aber das musste ja auch nicht sein. Allein der Spaß und die Gemeinschaft zählt doch. Das betrieb ich aktiv zehn Jahre. Das Tanzen in der Tanzschule fast fünf Jahre. Ach ja! Schee wars.

Deshalb wollte ich auch unbedingt Geburtstag feiern. Eigentlich.

Eine Party war geplant, aber wollte ich tatsächlich jetzt überhaupt noch feiern? Für was? Sollte ich nicht lieber absagen? Aber nein, ich konnte meinem Sohn doch nicht die Freude nehmen. Wir würden nämlich auch gleichzeitig in seinen 10. Geburtstag reinfeiern. Er hat nur ein paar Tage nach mir... Es bot sich einfach an, die Feier so zu gestalten. Nicht normal, was so eine Krankheit mit einem macht. Ich war hin und her gerissen.

Aber ja. Natürlich haben wir letztendlich gefeiert. Und? Und es war widererwarten sehr schön. Um Mitternacht haben wir ein paar Fontänen gezündet, die wir extra von Silvester aufgehoben hatten, und ließen meinen Sohn hochleben.

Mir wurde in der Klinik gesagt, der Verlauf meiner Krankheit sei schleichend.

Pfff....

Also für meinen Geschmack ging es ziemlich rasant. Es war gerade mal ein halbes Jahr her, dass ich die Diagnose bekommen hatte, und ich musste die Rente einreichen.

Das Auto war hinfällig, denn zum einen waren die Umbaumaßnahmen, die geplant waren, schon nicht mehr ausreichend und da ich in sehr naher Zukunft nicht mehr arbeiten konnte, zum zweiten natürlich hinfällig. Und die Möglichkeiten, dass ich das Fahrzeug selbst steuern beziehungsweise bedienen könnte, waren so gut wie ausgeschöpft. Meine linke Hand wurde nämlich inzwischen auch immer schwächer und ich würde das Lenkrad nicht mehr sicher genug greifen und halten können.

In der Klinik ist man ja mit den unterschiedlichsten Verläufen dieser Krankheit vertraut und so sagte man mir, dass ich eine sogenannte Umfeld-Steuerung beantragen kann. Diese Steuerung sollte mir ein Stück Selbstständigkeit und natürlich ein großes Stück Lebensqualität zurückgeben. Ich war sprachlos, was alles möglich war. Ich konnte mit Hilfe eines großen Schalters ein Tablet bedienen. Die jeweilige Funktion wurde farbig unterlegt und mit Betätigen des Schalters wurde diese ausgeführt. Dieser Tastschalter war handtellergroß und reagiert auf leichteste Berührungen. So kann man eben, wie in meinem Fall, mit kleinsten Restbewegungen die Taste betätigen. Das umfasste zum Beispiel die Steuerung des Fernsehers oder des Lichts. Auch die Türen konnte ich damit öffnen. Ich war begeistert. Und ich fühlte mich wieder ein Stück sicherer, wenn ich alleine war. Zu diesem Zeitpunkt bewegte ich mich in einem Zwischenstadium was die Versorgung zuhause anging. Für eine 24-Stunden-Betreuung war ich noch nicht bedürftig genug aber ganz selbstständig war ich ja auch nicht mehr. Dafür benötigte ich schon einiges an Unterstützung.

Ich weiß nicht, woran es lag. Vielleicht war die Krankheit immer noch zu unbekannt oder die Augen waren für so etwas, wie so oft in den zuständigen Behörden, verschlossen. Keine Ahnung. Ich kann einfach nicht verstehen, warum es einem so schwer gemacht wird. Ist man mit dieser Krankheit nicht schon gestraft genug? Was muss denn passieren, dass man die nötigen Hilfsmittel oder Pflege bekommt?

Wie ich es verstanden habe, ist ein ambulanter Pflegedienst nicht unbedingt ausgelegt für eine 24-Stunden-Pflege, ich konnte es mir zumindest nicht leisten.

Zwischenzeitlich hatte ich auch mal darüber nachgedacht, eine polnische Pflegekraft zu mir zu holen, aber auch das war für mich nicht zu finanzieren.

Also ich war, wenn ich alleine zu Hause war, gefangen in der eigenen Wohnung. Ich konnte mit den Beinen den Rollstuhl noch bewegen und so bewegte ich mich auch in der Wohnung fort. Oder ich konnte noch aufstehen, wenn ich mich mit den Armen auf dem Esstisch abstützen konnte.

Das Essen musste man mir geben, weil ich kein Besteck mehr halten konnte. Trinken konnte ich mit einem Strohhalm noch selbst. Ich war es gewohnt, ungefähr zweieinhalb Liter zu trinken. Aber das musste ja auch irgendwann wieder raus. Und wie stellt man das an, ohne Hilfe? Gar nicht. Genau. Halten, bis mich irgendwann jemand erlöste.

Ich „trainierte" quasi meine Blase. Es gab keine andere Möglichkeit, weil ich es mir nicht leisten konnte. Es war schlichtweg nicht möglich, den Pflegedienst noch häufiger kommen zu lassen. Daran denkt kein Mensch. Ja so sieht es leider in Deutschland aus. Passt zu dem Thema gerade eben. Die Dienstleistungen werden teilweise in Minuten abgerechnet. Ich werde aber auf dieses Thema nicht weiter eingehen, weil ich mich sonst eventuell im Wort vergreife.

Ich war inzwischen schon in die vorletzte Pflegestufe eingegliedert und die Krankenkasse hatte mittlerweile verstanden, dass diese Krankheit das größte Maß an Hilfsmitteln und Pflege bedarf. Ständig wurde ein so nötiges Hilfsmittel zuerst abgelehnt und wir mussten Einspruch erheben und begründen, warum ich das jetzt brauche. Manchmal kam mir der Gedanke, dass die Herrschaften Zeit schinden wollten. In dem Sinne, dass wenn die Genehmigung lange genug hinausgezögert wird, das Hilfsmittel vielleicht ja nicht mehr benötigt wird. Aber es war ein langer, nervenaufreibender Weg. Bis dahin aber musste ich planen. Wann brauche ich jemanden?

Damit ich unter der Woche mehr Leistungen zur Verfügung hatte, übernahm am Wochenende mein Freund, bis auf die morgendliche Toilette, die komplette Pflege. Außerdem wollten wir uns auch noch ein bisschen Privatsphäre bewahren.

Der ambulante Pflegedienst half mir also morgens aus dem Bett, half mir auf die Toilette, wusch mich, richtete mein Essen und gab es mir. Im September 2015 fiel mir zum ersten Mal vermehrt auf, dass ich mich beim Essen verschluckte. Nicht gravierend, aber das war leider wieder ein weiteres Zeichen, dass den Fortschritt der Krankheit bestätigte. Diese Mal bedeutete es, dass auch die Muskulatur im Hals nachgelassen hatte. Damit ich trinken konnte, stellten wir mein Glas an den Rand des Tisches, sodass ich mit einem Strohhalm trinken konnte. Bevor die Pflegekraft ging, schenkte sie noch einmal nach und stellte ein zweites Glas dazu. Ich konnte mir ja nicht mehr selbst einschenken. So kam ich auf meine gewohnte Menge.

Lasst euch das mal auf der Zunge zergehen. Ich musste planen, wann und wie viel ich trinke, weil ich nicht einfach so zur Toilette gehen konnte. Jetzt weiß ich warum es heißt „seine Notdurft verrichten". Ich denke, jeder kann nachvollziehen, wie es ist, wenn man muss, aber nicht kann. Das wird schnell sehr unangenehm.

Zur Mittagszeit kam dann der Pflegedienst wieder, ging mit mir als erstes zur Toilette und bereitete das Essen zu. Bevor die Pflegekraft wieder ging, brachte sie mich nochmal zur Toilette. Sie kam ja dann erst zum Abendessen wieder.

Das Essen musste inzwischen schon sehr zerkleinert werden und ich ließ mir sehr viel Zeit beim Kauen, bevor ich es runterschluckte. Als ich mit der linken Hand noch selbst essen konnte, brachte mir meine beste Freundin einen Rand mit, den man an einen Teller klemmen konnte. Dieser Rand ist halbrund, circa zwei Zentimeter hoch und oben etwas nach innen gebogen, sodass das Essen nicht vom Löffel rutschen konnte. So simpel und doch so hilfreich. Die Angst vor einer Lungenentzündung war schon sehr groß. Es konnte gut sein, dass ich für eine wirklich kleine Portion fast eine Stunde brauchte. Am Abend wiederholte sich das Szenario. Zuerst ging ich zur Toilette, sie richtete mir das Essen und bevor sie ging, gab es noch mal einen Toilettengang. Zur Nacht dann, meistens gegen 22.30 Uhr, ein letztes Mal pullern und ich wurde zu Bett gebracht. Wir stellten einen Stuhl neben mein Bett und platzierten mein Handy so, dass ich im Notfall drankam.

Tagsüber legten wir mein Handy neben die Gläser auf dem Esstisch. Ich konnte so mit Hilfe meiner linken Hand die rechte Hand auf den Tisch legen, das Handy dabei stützen beziehungsweise halten und es mit der noch verbliebenen Funktionalität der linken Hand bedienen. Im späteren Verlauf, als die linke Hand auch ihren Dienst quittierte, nahm ich einen Stift für Smartphones in den Mund, beugte mich über mein Handy und tippte so. Not macht erfinderisch.

Kapitel 9

Zu diesem Zeitpunkt hatte ich ein 1,40m-Futonbett und mein Sohn schlief überwiegend bei mir. Das war manchmal nervig, aber heute bin ich froh, dass ich immer noch vom Kuscheln zehren kann. Und was ich mir auch nicht vorstellen konnte, war, dass ich irgendwann Hilfe benötigte, um mich im Bett umzudrehen. Das heißt, ich stupste meinen Sohn an und er zog etwas an meinem Arm, damit ich den letzten Ruck bekam und ich lag auf der Seite. Er machte das im Schlaf. Wenn ich ihn am nächsten Morgen danach fragte, wusste er nichts davon. Eigentlich ist es unmöglich, aber was sollte ich machen. Ich wohnte ja mit meinem Sohn alleine.

Irgendwann, ich weiß nicht mehr genau bei welchem Kontrolltermin, fiel die Lungenfunktionsprüfung nicht mehr so gut aus und sie verordneten mir einen „Hustenassistenten". Das passte auch zu dem Verschlucken beim Essen. Denn auch dazu war der Assistent wichtig.

Der Hustenassistent (engl. Cough Assist) ist ein Gerät, das einen künstlichen Hustenstoß hervorruft und dafür sorgt, dass der Betroffene Lungensekret abhusten kann. Er erzeugt zunächst einen Überdruck, durch den die Bronchien leicht gebläht werden. Bei gesunden

Menschen ist das einfach das tiefe Einatmen. Daraufhin schaltet es auf Unterdruck um und zieht das Sekret aus der Lunge heraus. Hört sich allerdings schlimmer an, als es ist. Beim gesunden Menschen ist es dann das Abhusten.

Ich empfand es zunächst als Unsinn, weil ich im Alltag noch keine Probleme mit der Atmung bemerkt hatte. Ich habe das Gerät aber brav, so wie es mir vorgeschlagen wurde, angewandt. Dass ja auch die Atmung mit der Schluckmotorik zusammenhängt, kam mir in diesem Moment noch nicht in den Sinn. Wie so vieles, war auch dieser Hustenassistent, sehr gewöhnungsbedürftig. Doch ich musste mich ja schließlich auf die Erfahrungen der Ärzte verlassen. Was mir tatsächlich nicht immer leichtgefallen ist.

Man musste mir eine Maske auf Mund und Nase drücken und ich atmete tief ein. Zum Ausatmen versuchte ich zu husten. Der Druck, den die Pfleger aufwenden mussten, war schon enorm. Man musste mich richtig in den Arm nehmen, damit die Maske auch gleichmäßig saß und mein Kopf nicht nach hinten wegkippte. Denn auch meine Nackenmuskulatur war für diesen Druck schon nicht mehr kräftig genug. Ebenso empfahlen sie mir eine Beatmung mit einer Maske. Als ich mit diesem Hustenassistent im Gepäck von der Klinik zurückkam, gab es ein großes Hallo bei meinem Sohn. Er wollte alles ganz genau wissen. Und dann kam diese Frage von ihm. Er spürte auch, dass ich noch mehr erklären müsste, als ich es bisher getan hatte.

Er wollte wissen was ist, wenn ich keine Luft mehr bekomme? Ich erklärte ihm also, dass ich durch die Maske genug Luft bekomme und später könnte man diesen Schlauch in den Hals legen, dass die Maschine mich beatmen würde. So wie man es manchmal im Fernsehen bei Operationen sieht – nur eben für immer. Für einen Moment war er still...

Mama, das machst du aber nicht, gell. Dann stirbst du lieber.

Das war keine Frage!

Eindeutig.

Ich musste kurz schlucken.

Aber ja, zu diesen Zeitpunkt konnte ich mir tatsächlich noch nicht vorstellen, beatmet zu werden. Und ich musste ihm zustimmen. Er nickte und ging wieder spielen.

Kinder eben.

Jetzt wisst ihr, was ich zuvor meinte. Kinder spüren ganz genau, wenn etwas nicht stimmt. Mir aber ging dieser Satz allerdings nicht mehr aus dem Kopf und ich begann langsam darüber nachzudenken, was ich wirklich wollte. Was ist das dann für ein Leben? Ich hatte ja jetzt schon emotional zu kämpfen, wenn mir jemand Fotos von irgendwelchen Aktivitäten zeigte. Ja, sie dachten, mir damit eine Freude zu machen, aber es blutete mir das Herz. Es tut einfach nur weh, an solchen

Dingen nicht mehr teilhaben zu können. Ich lehnte es die erste Zeit sogar ab, wenn mir jemand was zeigen wollte. So war ich auch der festen Überzeugung, dass ich keine lebensverlängernden Maßnahmen haben wollte. Punkt.

Beatmung? Sollte es echt schon so weit sein? Es war jetzt 2016. So kleine Schwächen merkte man im Alltag gar nicht. Auch die Schwäche meiner Lunge bemerkte ich nicht. Ich hatte keine Probleme, wenn ich mich anstrengen musste, wie man vielleicht vermuten möchte. Der Körper kompensiert eine ganze Menge, bevor er sich bemerkbar macht. Nicht nur im Bereich der Atmung.

Die NIV-Beatmung (nicht-invasive Beatmung) ist eine Unterstützung der Spontanatmung des Beatmungspatienten. Sie stellt einen Überdruck her, der die Einatmung des Patienten erleichtert, und sorgt für den richtigen (exspiratorischen) Druck für das Ausatmen.

Für die Anpassung und das Einstellen der Parameter musste ich wieder für ein paar Tage in die Klinik. Mein Sohn konnte es schon nicht mehr hören. Wieder musste ich weg.

Zu diesem Klinikaufenthalt war mein Sohn bei meiner Cousine. Ich sage ja, meine ganze Familie steht hinter mir. Überhaupt ist meine Cousine wie eine große Schwester für mich. Sie ist knapp 13 Jahre älter als ich und war, als ich noch klein war oft bei uns, beziehungsweise bei unserer Oma. Wir wohnten in einem Haus. Seit ich krank bin und mich nicht mehr versorgen kann, kümmert sie sich, zusammen mit meinem Bruder, um meine Besorgungen. Auch sie leidet unter der besch..... Situation.

Sie ist Floristin und bringt mir jede Woche einen kleinen Blumenstrauß. Ebenso dekoriert sie Jahreszeiten gerecht meine Wohnung. Ist das nicht schön? Das tut so gut. Einfach toll.

Das Anpassen der Maske war für mich ein harter Kampf. Ich hatte Probleme mit der Maske im Gesicht, weil ich damit nicht richtig schlucken konnte. Das war so ein bedrückendes Gefühl, ich konnte mich dem Rhythmus der Maschine nicht anpassen. Dann versuchte ich es mit einer Maske, die nur über die Nase ging, und das war wesentlich besser. Zunächst sollte ich es für 15 Minuten mehrfach am Tag probieren und die Zeiten immer etwas steigern. So wie ich es eben tolerieren konnte. Ziel war es ja auch, Tagesmüdigkeit und Kopfschmerzen vorzubeugen, die gerne mit mangelnder Sauerstoffversorgung einhergehen können. Später sollte ich dann in der Nacht komplett damit schlafen.

Ich habe keines der beiden Anzeichen richtig wahrgenommenen. Vielleicht weil ich mich schon immer gerne zu einem Schläfchen am Nachmittag hingelegt hatte. Jetzt ließ ich mir eben noch die Maske anlegen und bald war es auch in der Nacht für fünf bis sechs Stunden.

Allerdings musste ich auch zugeben, dass ich mich damit doch deutlich erholter fühlte, frischer und wesentlich fitter. Aber war das schon eine Maßnahme, die unter die Lebensverlängerung fällt? Ja klar. Darüber habe ich aber in dem Moment nicht nachgedacht. Für mich stellte sich die Frage gar nicht. Ich war gefühlt so fit und ich wollte die Erleichterung einfach annehmen.

Kapitel 10

Die Situation mit meinem Sohn spitzte sich mehr und mehr zu. Es gab Wochen, da musste ich fast täglich meinen Freund anrufen, um wieder Ruhe reinzubringen. Und wenn das nicht half, kam mein Bruder vorbei und gab uns die starke Schulter, die wir brauchten. Das war ja aber auch keine Dauerlösung. Da der Jugendhelfer keinen Handlungsbedarf mehr sah, überlegten wir gemeinsam mit seiner Psychologin, was wir noch tun könnten. Nachdem ich zum wiederholten Male erklärte, um was es mir ging, entschieden wir uns für die Betreuung durch eine Tagesmutter. Das Jugendamt war zunächst natürlich einverstanden. Und endlich spürte man, dass mein Sohn wieder ausgeglichener wurde, und auch die Leistungen in der Schule verbesserten sich dadurch.

Das einzige Thema war jetzt noch die Einschlafproblematik. Ich weiß nicht warum, aber er ging einfach nicht zu Bett. Ich vermutete mal, dass er unterschwellig Angst vor dem Aufwachen hatte. Schließlich war es ja so, dass er erst vor wenigen Jahren morgens erfuhr, dass sein Papa nicht mehr lebte. Der viel zu späte Schlaf hatte natürlich zur Folge, dass er morgens aus dem Bett fast nicht wieder rauskam. Da war natürlich oft nach dem Aufstehen schon gleich Theater. Und das

Schlimme daran war, dass ich, durch die immer weiter voranschreitende Schwäche der Lunge, nicht mehr richtig laut sprechen konnte. Teilweise habe ich mich so sehr hineingesteigert, dass ich durch die Aufregung schlecht Luft bekam.

Ich schilderte der Psychologin die Probleme und sie hielt Rücksprache mit unserem Kinderarzt. Daraufhin verordnete er ein pflanzliches Mittel zur Einschlafhilfe. Häufig versuchte ich mich durch Blicke mit der Pflegerin zu verständigen und bat sie so, mit ihm zu reden. Das war natürlich nicht ihre Aufgabe und mein Sohn ließ sich selbstverständlich auch nichts sagen. Ich war so hilflos. Ich spürte die Hilferufe und konnte nichts tun. Mit den Tabletten wurde es allerdings auch nicht wirklich besser.

Für die Betreuung von mir als Beatmungspatientin brauchte ich einen INTENSIV-Pflegedienst. Meine Ergotherapeutin hatte eine Adresse und ich vereinbarte einen Beratungstermin. Die Krankenkasse genehmigte, dass die Intensiv-Pflege den Nachtdienst von 20 bis 8 Uhr übernahm. Auch ganz liebe Menschen. Ich ziehe den Hut vor allen, die so einen Job machen. Es hängt da ja auch so viel Verantwortung dran. Mit der Maske, die nur über die Nase ging, kam ich deutlich besser zurecht. Dennoch waren es zum Teil lange Nächte, bis ich endlich einen Rhythmus gefunden hatte.

Die nächtliche Situation mit der Maske war natürlich auch ein Problem, wenn mein Freund am Wochenende bei uns war. Das Pflegepersonal war sehr diskret und ich war froh, die Pflege dem Pflegedienst überlassen zu können. So waren wir zwar doch wieder mehr ein Paar, aber ich spürte auch, dass er sich nicht so wohl fühlte. Zudem musste man mir inzwischen nachts immer mehr helfen, dass ich bequem liegen konnte. Das Lagern übernahm er, sollte aber was mit der Maske beziehungsweise mit der Beatmung sein, kam die Pflegerin dazu. Ansonsten hielten sie sich im Hintergrund. Ich musste ein Pflegebett beantragen und ich hatte das Gefühl, es würde einen Keil zwischen uns schieben. Leider ist mein Freund auch immer öfter nur noch für einen Tag vorbeigekommen. Blieb also nicht mehr über Nacht. Oder er musste arbeiten und kam gar nicht. Ich wusste insgeheim schon, dass er sich nicht mehr wohl fühlte, aber ausgesprochen hat er es nie. Unter dem Strich kam er mit der Situation nicht mehr klar und er hatte für sich entschieden, uns zu verlassen. Ich kann es ihm nicht verübeln. Was nicht heißt, dass es mir egal war. Ich war verletzt, habe insgeheim gehofft, dass wir zusammen stark genug sind, dass er mir die Kraft geben würde, diesen schweren Weg zu gehen. Ich habe da wohl zu viele Schnulzen-Filme geschaut. Es ist ein Wunsch geblieben.

Kapitel 11

Das Lagern in der Nacht war für die Pflegekräfte alles andere als leicht. Ich war ursprünglich ein Bauchschläfer, was natürlich mit dem Ding im Gesicht nicht mehr ging. Wir probierten alles Mögliche aus, wie es für mich am angenehmsten sein könnte. Häufig war es so, dass ich Spastiken hatte und man musste mit der Lagerung der Beine von vorne anfangen, bis wir den Kopf gerichtet hatten. Spastiken sind erhöhte Eigenspannungen der Skelettmuskulatur durch die Schädigung des Gehirns. Diese Spastiken traten zu dem gehäuft auf, sobald ich Angst hatte. Meine Ängste waren hauptsächlich bedingt durch die mangelnde Kommunikationsfähigkeit. Ich hatte Angst, dass ich Schmerzen durch schlechte Lagerung bekomme und/oder Atemnot durch innere Unruhe, beziehungsweise Anspannung. Ich konnte mit der Maske natürlich nicht mehr so gut sprechen. Sie wurde mit zwei Bändern am Kopf festgezogen. Und mit fest meine ich wirklich FEST. Dazu kam, dass ich nicht mehr so laut und vor allem nicht mehr so deutlich sprechen konnte. Außerdem wurde ja das Team um mich herum erst zusammengestellt und es kamen immer mal wieder andere Menschen dazu, auf die ich mich einstellen musste. Umgekehrt natürlich auch.

Heute, nach fünf Jahren habe ich ein festes Team aus vier Pflegern (zwei Männer und zwei Frauen), die ausschließlich bei mir sind und vier weiterer Pflegern/innen, die auch in den anderen Versorgungen meines Pflegedienstes eingesetzt sind. Das schafft Vertrauen und gibt mir Sicherheit. Bei meinem ambulanten Pflegedienst versorgten mich nur Frauen. Der Intensiv-Pflegedienst beschäftigt allerdings auch Männer und es kostete mich große Überwindung, von Ihnen ausgezogen, geschweige denn zur Toilette gebracht zu werden. Diese fürchterliche Krankheit verlangte von mir also nicht nur jede Menge Geduld ab, sondern auch die nahezu völlige Aufgabe meines Schamgefühls. Aber hatte ich eine Wahl?

Zurück zu den Spastiken. Es verlangt den Pflegern ein sehr großes Maß an Einfühlungsvermögen und Geduld ab. Wenn ich erfolgreich gelagert war, schlief ich so irgendwas zwischen einer und zwei Stunden. Dann rief ich und das ganze Procedere wiederholte sich, bis ich auf der anderen Seite gelagert war. Teilweise dauerte so eine Lagerung bis zu einer dreiviertel Stunde. Was zur Folge hatte, dass ich dann erst einmal eine Weile wachgelegen bin. Endlich eingeschlafen, schlief ich aber auch nicht ewig und rief erneut. Das Rufen war unter der Maske kein richtiges Rufen mehr und mir wurde eine Klingel verschrieben. Diese Klingel ist an einem Ständer befestigt. Ähnlich wie ein Mikrofonständer. Es ist ein kleiner Tastschalter, der durch kleineste Berührungen auslöst. Die Lagerung auf den Rücken ging dann meistens am schnellsten, obwohl man mich zunächst im Bett nach oben verfrachten musste. Durch die Lagerungen vorher, rutschte ich im Bett nach unten und meine Füße stießen am Fußende an. Dafür gibt es spezielle Tricks und Kniffe (nennt man Kinästhetik) und es ging tatsächlich ganz gut. Jedenfalls solange ich noch genügend Körperspannung hatte. Im weiteren Verlauf, mit schwächerer Nackenmuskulatur, war es mitunter schon schmerzhaft. Der Kopf wurde bei dieser Art leider teilweise recht ruckartig überstreckt. Mein Nacken war dem einfach nicht mehr gewaschen. Manchmal gibt es Situationen in der sich ein Pfleger mehr als nur zwei Arme wünscht.

Die immer weiter voranschreitende Lähmung der Zunge führte zum einen dazu, dass in der Nacht, vor allem in der Seitenlage, der Speichel vermehrt aus dem Mund lief, und wir mussten mir ein Tuch unter die Wange legen. Zum anderen konnte ich nicht mehr genügend Essen zu mir nehmen und ich nahm zu schnell ab. Deswegen riet man mir, eine Magensonde (PEG-Sonde) legen zu lassen.

Ja, auch wieder etwas, das mich länger leben lässt. Ich muss sagen, als ich vor dieser Wahl stand, musste ich nicht lange überlegen. Die Tage waren schon sehr lange, wenn man nur noch einen Joghurt zu sich nehmen kann. Der Magen knurrt und Durst ist ein schreckliches Gefühl.

Die PEG-Sonde dient der künstlichen Ernährung direkt über den Magen-Darm-Trakt. Dabei wird mit Hilfe eines endoskopischen Verfahrens (perkutane endoskopische Gastrostomie, PEG) ein künstlicher Zugang zum Magen geschaffen. So wird für Menschen, die sich nicht mehr auf normale Weise ernähren können, die Aufnahme der notwendigen Flüssigkeits- und Kalorienmenge gesichert. Zusätzlich wird das unbeabsichtigte Einatmen von Fremdkörpern verringert, ich verschluckte mich nicht mehr. Auch meine Medikamente können über eine PEG-Sonde gegeben werden. Seit meiner Schwangerschaft habe ich Probleme mit dem Blutdruck und muss Medikamente nehmen. Was ein weiteres Pro für die PEG-Anlage war. Die Beatmung und die PEG-Anlage hatten dann auch zur Folge, dass ich in die höchste Pflegestufe kam und nur noch von dem Intensiv-Pflegedienst betreut wurde. Und zwar rund um die Uhr. Mein Team arbeitet im Zwei-Schicht-Dienst, sprich zwölf Stunden pro Tag und Nacht von acht bis acht.

Die PEG-Anlage musste selbstverständlich im Krankenhaus erfolgen. Und wieder ein Krankenhausaufenthalt.

Für meinen Sohn war die Situation zu Hause seit einiger Zeit nicht mehr tragbar und so kam es, dass wir (mit wir meine ich meinen Bruder, meine Cousine und ich) uns zunächst mit der Psychologin meines Sohnes besprachen. Sie führte daraufhin ein Telefonat mit dem Jugendamt. Wir vereinbarten einen Termin und sie unterbreitete uns eine Möglichkeit, die mir Bauchschmerzen bereitete.

Ja klar, es war mir insgeheim schon bewusst, dass es so nicht mehr weitergehen könnte. Aber HALLO! Welche Mutter lässt sich schon gerne ihr Kind wegnehmen? Mit dem Vorschlag einer Pflegefamilie konnte ich mich allerdings anfreunden. Vor allem, weil sich zwei Familien dazu bereit erklärt hatten, von denen eine sogar im selben Ort, in dem er auf die Schule ging, wohnte.

Es folgten Gespräche über Gespräche und ein Treffen mit der potentiellen Familie. Sehr angenehme Leute. Das beruhigte mich sehr und ich willigte ein. Zum Wohle des Kindes, wie es die Dame vom Jugendamt so schön ausdrückte.

Mir war schlecht. Wie sollte ich das meinem Sohn sagen? Ich fühlte mich schrecklich, obwohl ich ja nichts dafürkonnte. Diese Situation war so schrecklich für mich. Auch noch heute quält mich oft das schlechte Gewissen, dass ich nicht die Mutter sein konnte, die ich gerne sein wollte. Die Tagesmutter übernahm dankenswerterweise das erste Treffen mit der Familie und meinem Sohn. Die Familie hatte zwei Kinder im Alter von zwei und fünf Jahren. Kein Problem, mein Sohn kann gut mit kleineren Kindern. Er ist sogar sehr fürsorglich. Außerdem hatte er sich immer Geschwister gewünscht und ich hoffte, dass er jetzt ein großer Freund für die Kinder werden könnte. Die andere Familie hatte ein Mädchen. Etwas jünger als mein Sohn und ich dachte, dass es da eher zu Reibungspunkten kommen könnte.

Zunächst verlief alles „nach Plan". Die Familie stimmte zu, meinen Sohn aufzunehmen und mein Sohn war froh, nicht weit von mir weg zu müssen. Mein Bruder erklärte sich bereit, die Vormundschaft zu übernehmen, und wir planten den Umzug. Mein Sohn bekam ein eigenes Zimmer und durfte mich alle zwei Wochen besuchen. Der Friede hielt allerdings leider nicht lange an. Die Fünfjährige wurde eifersüchtig und der Kleine ließ meinem Sohn keinen Freiraum. Mein Sohn konnte es noch nicht einordnen und war von den Kindern nur noch genervt. Eines Abends eskalierte anscheinend eine Situation und mein Sohn lief weg. Völlig aufgelöst ging er zu meinen Schwiegereltern und die brachten ihn zu mir. Er weinte nur noch und wollte zu mir zurück. Sonst würde er nicht mehr leben wollen. Wir redeten am nächsten Tag mit der Familie und sie versuchten einen Neustart. Es dauerte keine drei Wochen und er äußerte erneut, dass er nicht mehr leben wolle. Aus Angst, dass er sich was antun würde, rief die Pflegemutter meinen Bruder an. Der holte ihn sofort aus der Schule und brachte ihn in die Psychiatrie.

Ich war schockiert. Ich heulte. Ist jetzt tatsächlich eingetreten, was ich leider öfter schon geträumt habe? Leidet mein Sohn tatsächlich so sehr unter unserer Situation, dass er nicht mehr leben möchte? Wie sollte es mit ihm weiter gehen? Er ließ sich auf die Gespräche dort ein und machte die Therapie mit. Ich hatte das Gefühl, dass es ihm egal war, was er machen sollte, Hauptsache er musste nicht mehr in die Familie zurück. Das kam auch bei den Gesprächen heraus und das Jugendamt kümmerte sich um einen Platz in einem Jugenddorf. Wie sich herausstellte, war das eine sehr gute Wahl. Es ist ungefähr eine halbe Stunde mit dem Auto von mir entfernt und er kann mit der S-Bahn und dem Bus weiter seine Schule besuchen. Ich bin der Schulleitung und dem Jugendamt dankbar, dass sie das erlaubt haben. Seine Mitschüler schrieben ihm sogar einen ganz lieben Brief in die Psychiatrie, der ihm zeigte, wie sehr er gemocht wird. Was soll ich noch sagen. Inzwischen ist er in der Abschlussklasse und im September beginnt er eine Ausbildung zum KFZ-Mechatroniker.

Ich bin sehr stolz auf ihn und glücklich, dass ich das noch erleben darf. Vor allem aber ist er gestärkt aus dieser Situation gegangen. Er ist weit reifer als viele seiner Mitschüler, aber dennoch ein „Pubertier", wie es in dem Alter normal ist. Habe selten so gute psychologische Arbeit erlebt. Es ist eine so liebevolle Gemeinschaft. Sie gaben Sicherheit und Rückhalt. Ich habe mir in Gedanken so kleine Ziele gesteckt, die ich gerne erreichen möchte und das war schon mal eines davon. Sehen wie mein Sohn aufwächst. Was aus ihm wird.

Kapitel 12

Leider schwanden nach und nach auch die Kräfte in meinen Beinen und man konnte es nicht mehr verantworten, mich ohne Hilfsmittel aufzustehen zu lassen. Bisher halfen mir die Pfleger, indem sie mich unter den Armen umfassten, wie eine innige Umarmung und zogen mich in den Stand. So setzten sie mich um auch mal auf einen Stuhl oder eben die Toilette.

Zunächst musste ich also wieder einen Antrag bei der Krankenkasse stellen. Und als der manuelle Lifter dann genehmigt war und bei mir ankam, war das schon ein sehr seltsames Gefühl, als ich das erste Mal in diesem Ding hing. Gerade im Bad war dieses sperrige Gerät denkbar ungeeignet und es war ein richtiger Balance-Akt. Von da an musste ich mich mit meinem Toilettenstuhl anfreunden, denn das Duschen war so nicht mehr möglich. Für das Haarewaschen wurde ich jetzt ins Bett gelegt. Es gibt extra Becken für dieses Unterfangen.

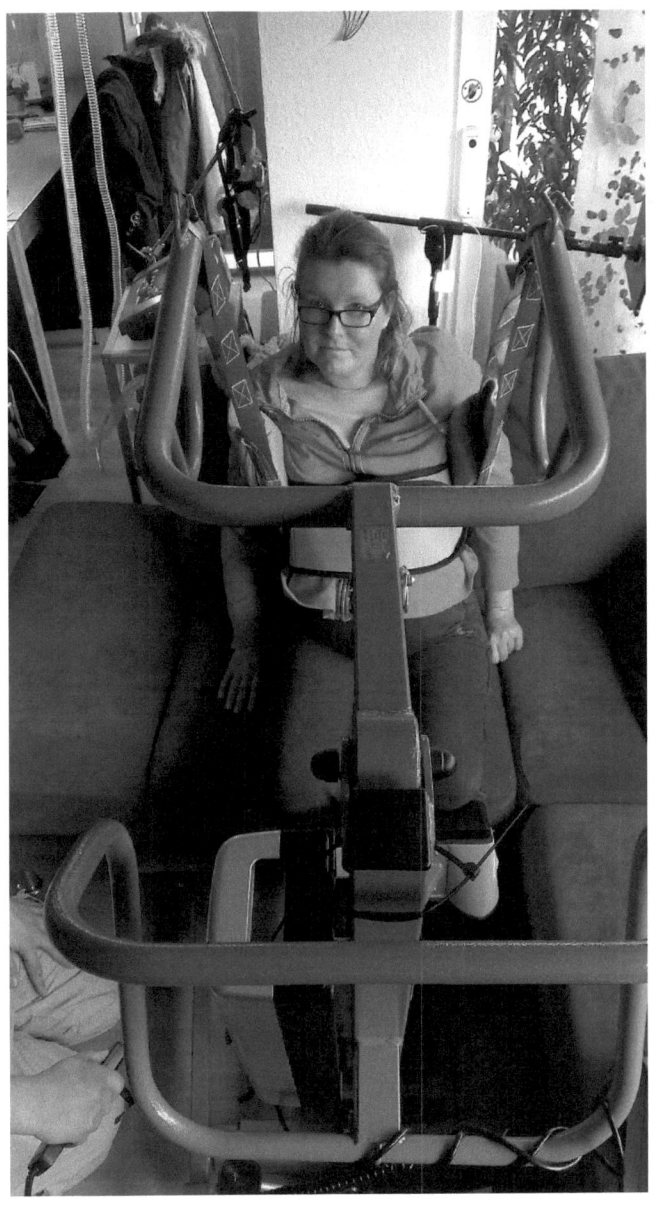

Nach einiger Zeit kam mein Pfleger mit dem Vorschlag für einen Decken-Lift von einer Messe zurück. Ich bin so froh und dankbar dafür, dass der auch genehmigt wurde. Das Handling und die Erleichterung für die Pfleger sind Gold wert. Ein ganz anderes Gefühl von Sicherheit, weil ich in diesem Lifter nicht so geschüttelt wurde.

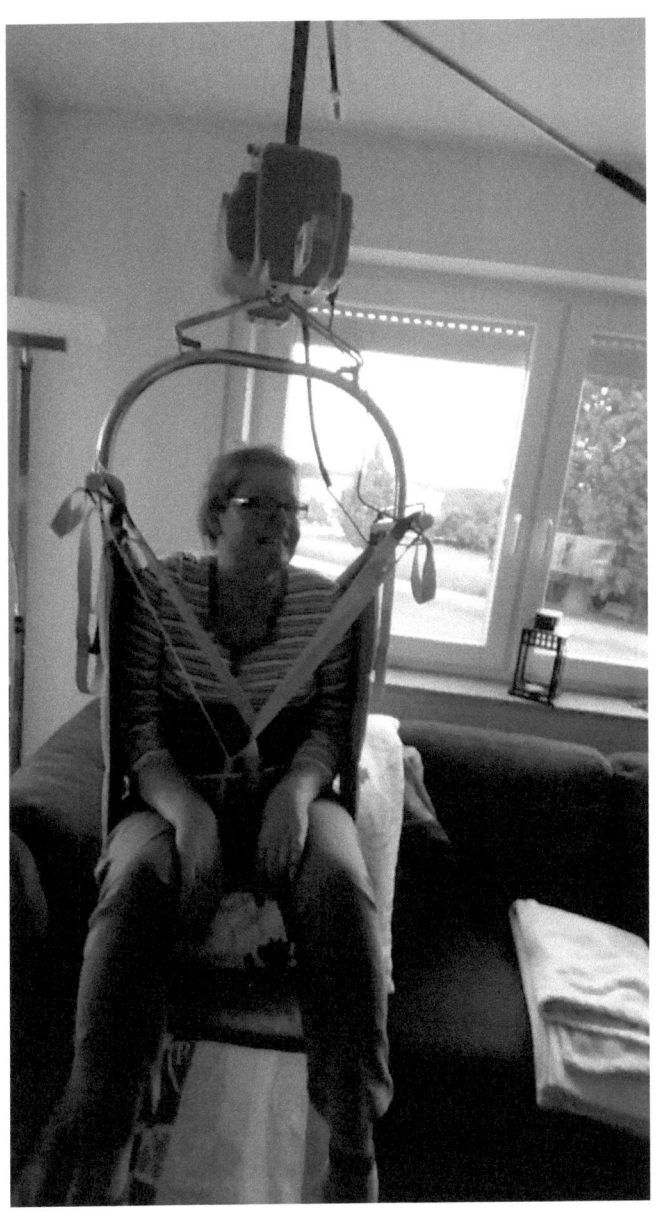

Ebenso musste ich mich langsam mit meinem Kommunikationsgerät vertraut machen. Meine Stimme wurde immer leiser. Komischerweise fiel es mir nicht sonderlich auf, dass ich leiser sprach. Vermutlich war es für mein Gegenüber die Kombination aus der undeutlicheren Sprache und der Lautstärke. Das mit dem Kommunikator war gar nicht so einfach, wie es sich anhört. Ich bekam häufig sehr starke Nackenschmerzen. Für die Bedienung muss man den Kopf ganz stillhalten. Und glaubt mir, wenn man den Kopf noch einen Hauch bewegen kann, bewegt man ihn auch, obwohl es mit den Augen ausreichen würde. Ich habe mich so verkrampft, dass Nackenschmerzen fast schon zur Gewohnheit wurden. Inzwischen ist es das kostbarste Gerät für mich. Ich kommuniziere nicht nur damit, ich bediene mein Radio und den Fernseher und ich bin Online bei WhatsApp. So halte ich Kontakt zu meiner Familie, meinen Freunden und natürlich zu meinem Sohn. Ich schreibe so auch meine Geschichte hier. Zeitweise sehr frustrierend für mich, weil mir häufig so die Augen brennen, dass ich Pause machen muss. Natürlich habe ich gerade dann die besten Ideen, wie ich was am besten erzähle. Logisch! Ihr merkt schon, das mit der Geduld hat sich noch nicht wirklich gebessert.

Kapitel 13

Im Juli 2016, eineinhalb Jahre nach der Diagnosestellung, durfte ich ein ganz besonderes Erlebnis erfahren. Mein Chor, in dem ich seit meiner Jugend sang, veranstaltete für mich ein Benefiz-Konzert.

„Ein Abend für Caroline".

Es war überwältigend für mich, zu hören wie viel Anteilnahme mir entgegengebracht wurde. Leider konnte ich nicht selbst dabei sein. Ich war im Krankenhaus und ich glaube, wenn ich Zeit gehabt hätte, wäre ich auch nicht hingegangen. Ich bin einfach zu sentimental. Es wurde selbstverständlich alles aufgenommen und ich konnte es mir anschauen, als ich wieder zu Hause war. Die örtliche Festhalle war bis zum letzten Platz belegt und sie haben den Vorplatz mit Lautsprechern ausgestattet. Wie meine Mädels erzählt haben, sang das Publikum lauthals mit. Das ist so toll.

Die Worte unseres Chorleiters zu Beginn, waren sehr bewegend. Ich werde immer so verlegen, wenn ich im Mittelpunkt stehe. Das war noch nie mein Ding. Ja, ich stehe auf der Bühne beim Singen oder mir sahen die Leute beim Tanzen zu. Aber das war anders und ich war da nicht alleine. Er kennt mich schon mein ganzes Leben, weil er mit meiner Mutter befreundet war. Sie war in dem Gesangverein, den er leitete und er übernahm auch den Jugendchor, in dem ich damals sang. Als ich klein war, sang ich bereits im Kinderchor, der von der Frau des Pfarrers geleitet wurde. Und als die wegzogen, waren wir froh, dass er sich dazu bereit erklärte, uns als Jugendchor zu übernehmen. Er brachte auch frischen Wind in das Repertoire mit Gospels und auch weltlichen Liedern. Das machte so viel Spaß, dass ich dabeigeblieben bin.

Es ist so schön, zu erfahren, dass man nicht vergessen ist. Was so eine Gemeinschaft ausmacht, denn sie nehmen sich jeden Advent die Zeit, mich zu besuchen und mir einen wunderschönen Abend zu zaubern. Innerlich singe ich selbstverständlich mit bei den Liedern, die ich noch kenne. Ich bin so dankbar, weil ich weiß, wie stressig meistens die Adventszeit ist. Zudem findet das jährliche Weihnachtskonzert statt, wofür einige Extraproben anfallen. Danke ihr Lieben.

Kapitel 14

Mein Sohn wohnte also ab sofort im Kinder-
und Jugenddorf und bei mir war es still.
Schrecklich still.

Als ich damals die Diagnose ALS bekam, habe ich mich
selbstverständlich erstmal des Internets bedient, um zu
erfahren, was so alles auf mich zu kommt. Ich muss
sagen, das liest sich wie ein Krimi. Daraufhin habe ich
beschlossen, die Krankheit anzunehmen und das Beste
daraus zu machen. Ich hatte ja die Wahl. Entweder in
Selbstmitleid zerfließen oder ich versuche es mir so
angenehm wie möglich zu machen. Natürlich ist es
nicht einfach, aber überwiegend geht es mir gut. Ich
habe mich mit dem Feind arrangiert. Es konnte mir ja
keiner sagen, wie mein Verlauf sein würde. Als ich in
diese Wohnung zog, bekam ich fast zeitgleich einen
Rollstuhl, den man zusammenklappen konnte. Ich
konnte einfach nicht mehr lange genug stehen,
geschweige denn alleine laufen. Dazu war ich schon zu
instabil auf den Beinen. Durch diesen Rollstuhl hatte
ich trotz allem noch die Möglichkeit, einiges zu
unternehmen. Ich ging auf die Hochzeit einer Kollegin
und wir haben sogar noch einen Besuch im Musical
gewagt. Weil ich nämlich schon zu instabil war,
mussten mich zwei Pfleger begleiten, was der

Pflegedienst dankenswerterweise für mich plante. Ich habe bis dahin schon einige Musicals gesehen, umso mehr freute ich mich, dass es geklappt hat. Mary Poppins. Früher in der Jugendgruppe hatten wir nämlich mal darauf getanzt. Das war wieder eine tolle Erinnerung an meine Kindheit.

Mit dem Rollstuhl wird man häufig an Seitengängen in den Saal geführt. In Stuttgart zum Beispiel ist das auch der Weg vorbei an den VIP-Räumen und ich hatte das Glück, in der Pause auf dem Weg zurück, Guido Cantz zu sehen. Er ließ sich freundlicherweise zu einem Foto hinreißen.

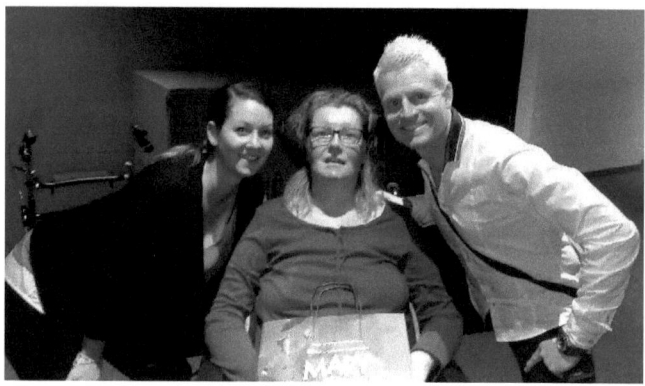

Beim Stöbern im Internet, stieß ich auf ein Interview in der Sendung mit Markus Lanz und einer Patientin mit ALS. Ich erinnerte mich dann sogar daran, dass ich die Sendung damals selbst gesehen hatte. Sie hat inzwischen leider den Kampf gegen diese fürchterliche Krankheit verloren. Allerdings hatte sie sich gegen lebensverlängernde Maßnahmen entschieden. Ich habe inzwischen ihr Buch gelesen. Ihr Mann hat es beendet und veröffentlicht. Sie hatte es nicht mehr geschafft. Das war so traurig, was sie erzählte. Auch bei *Stern TV* begleiten sie eine Frau, die an ALS erkrankt ist, jedoch mit einem ganz anderen Verlauf. Sehr seltsam diese Krankheit.

Zurück zu mir. Ich wollte mich wehren. Wollte mich nicht von einer Krankheit regieren lassen. Und das tat ich dann auch. Ob es zum Eis essen ging oder zur Faschingssitzung.

Heute habe ich mir „Die Entdeckung der Unendlichkeit" angesehen, die Geschichte um Steven Hawking. Er ist ja wohl der bekanntestes ALS-Patient. Hier sieht man sehr schön den Unterschied zu meinem Verlauf. Hawking hatte viel mehr Spastiken und Versteifungen. Bisher ist das bei mir noch nicht aufgetreten. Bei mir ist es eine sogenannte „schlaffe Lähmung". Ihr könnt euch das ungefähr vorstellen wie eine Marionette... Wenn beispielsweise mein Arm angehoben wird, kippt die Hand sofort ab und baumelt wie ein Fremdkörper runter. Meine beste Freundin nannte mich auch liebevoll ihren Wackel-Dackel, als mein Kopf nicht mehr richtig auf dem Hals halten wollte. Ja, wir haben mitunter einen sehr schwarzen Humor. Diese kleinen Witzeleien machen Spaß. Ich denke, dass ich, so blöd sich das auch anhören mag, noch ein kleines Quäntchen Glück hatte, weil diese Verkrampfungen beziehungsweise

Versteifungen schmerzhaft sind. Hawking hat sich dennoch nicht unterkriegen lassen und aus seiner Familie Kraft geschöpft. Wer sich für die Krankheit interessiert, wird von dem Film begeistert sein.

Egal was es war, mir war es wichtig, am gesellschaftlichen Leben weiter teilzunehmen. Was mir allerdings auffällt, seit ich auf den Rollstuhl angewiesen bin, ist, wie schwierig es manchmal sein kann, barrierefreie Gaststätten zu finden. Überhaupt lassen die Behinderten-Toiletten einiges zu wünschen übrig. Beispielsweise habe ich eine Toilette in einer Sporthalle erlebt, die meines Erachtens nach nicht als behindertengerecht hätte deklariert werden dürfen. Es war ein ideal Standard Stand-WC und es gab nur eine einzige Stange seitlich zum Festhalten. Die war allerdings nur schwer zu erreichen, weil die Haltemöglichkeit nicht zur Toilette abgestimmt war. Ebenso diente diese Toilette, beziehungsweise dieser Raum, als Abstellkammer für diverse Putz- und Reinigungsmittel.

Eine Situation möchte ich hier auch noch näher beschreiben, weil ich mich darüber tierisch aufgeregt habe. Jedes Jahr zu Ostern ging meine ganze Familie zum Brunch, der fast in jeder Gaststätte der Umgebung angeboten wird. Jetzt war natürlich die Barrierefreiheit ein Kriterium. Die Gaststätte, in die wir meistens gingen, hatte zwar keine behindertengerechte Toilette in ihren Räumen, doch direkt hinter der Wirtschaft war eine öffentliche Toilette. Prima. Wir hatten, wie immer, eine schöne Zeit dort, aber als ich mich dann erleichtern wollte, war die Toilette verschlossen. Damit meine ich nicht besetzt. Nein, sie war geschlossen von November bis April. Klasse. Es regnete Bindfaden und die nächste Toilette war 500 Meter entfernt. Ich war stocksauer. Wir gingen zurück in die Wirtschaft, tranken aus und fuhren nach Hause. Das hätte mir auch mal jemand sagen können, dass man als Behinderte im Winter nicht zur Toilette darf, als ich den Schlüssel für Bedürftige beantragt habe. Den so genannten Euro-Schlüssel. Hier nähere Infos für alle, die auch mal in einer „Scheiß"- Situation sind:

Der Euro-Schlüssel wird an Menschen ausgehändigt, die auf behindertengerechte Toiletten angewiesen sind. Das sind zum Beispiel schwer gehbehinderte Menschen, Rollstuhlfahrer, Stomaträger, Blinde und Menschen mit chronischer Blasen-/Darmerkrankung. Geeignet ist der Schlüssel auch für Bundesautobahntoiletten und viele Behinderten-WC-Einrichtungen in Deutschland und in den Nachbarländern.

Der Einheitsschlüssel kann gegen eine Gebühr und Vorlage eines Nachweises beim Club Behinderter und ihrer Freunde in Darmstadt und Umgebung e.V. (CBF) unter folgender Adresse bestellt werden: CBF-Darmstadt e.V., Pallaswiesenstraße 123 a, 64293 Darmstadt, Tel.: 06151 81220, Fax: 06151 81228

Kapitel 15

Mit der PEG-Sonde legte sich zumindest mal eine Sorge. Hunger und Durst sind so schlimm, da ist so etwas eine unglaubliche Erleichterung. Es gibt dafür spezielle Sondenkost. Und zu Beginn habe ich auch noch zusätzlich etwas gegessen. Meine Pfleger pürierten alles Mögliche für mich, sodass ich zwischendurch wenigstens noch etwas schmecken konnte. Ich war echt erstaunt, was alles möglich war. Leider habe ich die Mischung aus normalem Essen und der Sondenkost nicht gut vertragen. Mir war häufig etwas übel und ich war ständig gebläht. Was dann verursachte, dass ich das Gefühl hatte, keine Luft mehr zu bekommen. Wir stellten die Kost um, aber es wurde nicht wirklich besser. Zum Schluss aß ich nur noch Pudding oder Joghurt, aber auch das half nicht. Also aß ich gar nicht mehr und ernähre mich nun seit fast vier Jahren nur noch von dem Sondenzeug. Getrunken habe ich dann auch nicht mehr, weil ich Angst hatte, mich zu verschlucken. Je dünnflüssiger es war, desto leichter konnte es passieren.

Dieser Sondenschlauch kann liegen bleiben, bis er defekt ist und die Ernährung nicht mehr gewährleistet werden kann. So war es jetzt bei mir im letzten Jahr.

Wenn man die Medikamente für die Gabe über die Sonde vorbereitet, werden sie gemörsert und in Wasser aufgezogen. Im Laufe der Jahre bilden sich dadurch Ablagerungen im Schlauch. Das erschwert natürlich dann die Medikamentengabe. Immer wieder hängt was fest und verstopft. Nach einiger Zeit gab es ein Loch im Schlauch. Genau an der Stelle, wo die Klemme zusammendrückt, dass nichts rausläuft, wenn man den Verschluss öffnet. Der Schlauch ist circa 15 Zentimeter lang und so konnte man etwas abschneiden und es funktionierte wieder. Leider passierte das ein paar Wochen später noch einmal und ich wusste, dass ich mich langsam darauf einstellen musste, den Schlauch wechseln zu lassen. Ein ungutes Gefühl. Ich hatte dezent Panik davor, ins Krankenhaus zu müssen. Ihr könnt euch vielleicht vorstellen, wie bescheiden das ist, wenn man sich nicht mehr äußern kann. Zum Glück sagte mir mein Pfleger, dass er es verantworten kann, es ambulant machen zu lassen.

Doch dann musste ich trotzdem recht kurzfristig ins Krankenhaus. Die Ernährungssonde (PEG) hatte zum dritten Mal ein Leck und konnte nicht mehr gekürzt werden. Das war vielleicht eine Aktion. Aber ich bin froh, dass es ambulant möglich war.

An was ich bei der Wohnungswahl nicht gedacht hatte war, dass ich vermutlich irgendwann nicht mehr im Sitzen die Wohnung verlassen kann. Das war jetzt nämlich der Fall. Ich musste irgendwie auf die Trage des Krankentransports.

Erstes Problem: Mit der Trage kam man nicht durch das Treppenhaus. Leider. Und leider ist auch der Fahrstuhl zu klein. Wir kamen schon nur ganz knapp mit dem Rollstuhl wieder rein, wenn wir zum Spaziergang draußen waren.

Zweites Problem: Wenn ich im Rollstuhl runterfahren würde, müsste man mich immer noch irgendwie auf die Trage hieven. Das wäre mit der Beatmung viel zu riskant. Die einzige Lösung war ein Tragetuch. Zum Glück waren es zwei männliche Sanitäter und wir hatten noch einen zweiten Pfleger geplant, der mich begleiten sollte. Aber falsch gedacht. Meine Pfleger durften sich nur um meine Beatmung kümmern und zum Tragen musste aus versicherungstechnischen Gründen ein zweites Team vom DRK gerufen werden. Ich wiege aktuell 70 kg. Also für vier Männer machbar, denke ich. Trotz meines Vertrauens in die Männer, ist das ein ganz bescheidenes Gefühl, wenn mein Kopf nur noch 30 Zentimeter über dem Boden schwebt. Von der Treppe an sich ganz zu schweigen.

Aber es ging alles gut und so war ich am Nachmittag schon wieder zu Hause. Das Übelste an der ganzen Aktion war, eine Vene zu finden. Früher war das kein Problem, aber so ganz ohne Muskelspannung wabbeln die Venen in mir nur so rum und zeigen sich nicht besonders deutlich. Der Arzt konnte einem echt leidtun. Ich aber auch. Beim achten Versuch hat es dann endlich gepasst. Am Fuß. Nicht sehr angenehm, aber immer noch besser als eine große Narkose. Die Alternative wäre nämlich gewesen, eine etwas andere Art einer Magensonde zu legen.

Mit diesem Tragetuch hatte ich schon einmal so meine Erfahrungen gesammelt. Zu Weihnachten traf sich die ganze Familie seit Jahren schon bei meiner Cousine. Jetzt, mit dem Rollstuhl war es etwas schwierig, die vielen Treppen zu ihrem Haus zu bewältigen. Also fragten wir beim DRK Hilfe an. Schließlich hatte ich etwas von den gesammelten Spenden für solche Aktivitäten zur Seite gelegt. Das Geschaukel in diesem Tuch war auch hier schon ein ganz komisches Gefühl gewesen.

Mit der Instabilität der Halswirbelsäule konnte ich diesen „kleinen" Rollstuhl irgendwann nicht mehr nutzen und bekam einen sogenannten Pflege-Rollstuhl. Der hat eine Kopfstütze und man kann die Beine hoch lagern. Außerdem lässt sich die Sitzneigung und die Rückenlehne verstellen. Seit der Kopf bequem gelagert ist, fällt mir das Bedienen des Computers wesentlich leichter. Leider ist man mit dem Pflege-Rollstuhl nicht mehr so flexibel bei Unternehmungen. Dieser Rollstuhl ist wesentlich größer. Was aber nicht heißt, dass ich nur noch zuhause blieb. Eine ganz liebe Sangesschwester aus meinem Chor zum Beispiel, hatte für eine andere Freundin mit Rollstuhl einen

Transporter umgebaut, den ich mir dankenswerterweise ab und zu ausleihen darf. So hatte ich auch mal die Möglichkeit, aufgrund einer Spende meines Heimatortes, ein Eis mit zwei Freundinnen, meinem Sohn und meinem Vater essen zu gehen.

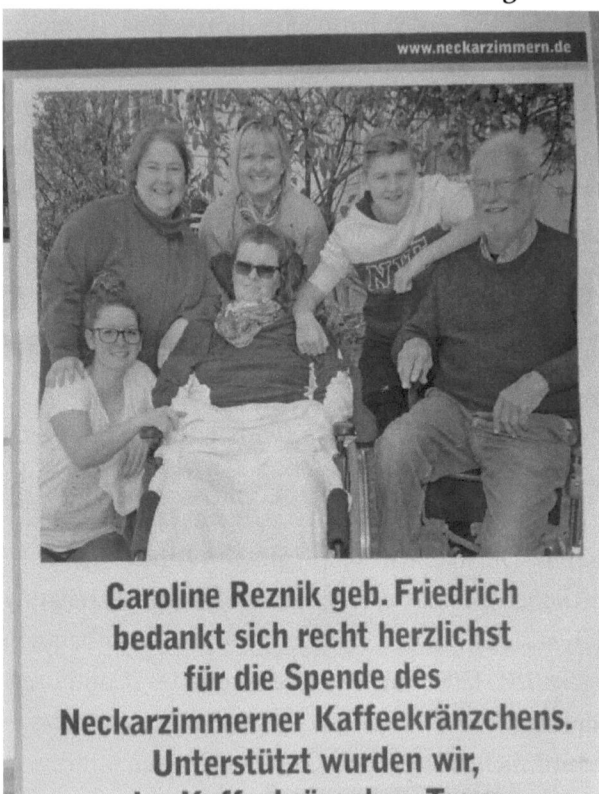

www.neckarzimmern.de

Caroline Reznik geb. Friedrich
bedankt sich recht herzlichst
für die Spende des
Neckarzimmerner Kaffeekränzchens.
Unterstützt wurden wir,
das Kaffeekränzchen-Team,
von Kleider Müller Gundelsheim sowie
vom Fotostudio Wisura Haßmersheim.

Kapitel 16

Als mein Sohn nicht mehr zuhause war, änderten wir etwas meinen Tagesablauf. Schließlich musste ich ihn nicht mehr wecken und wir begannen den Tag mit leichten Bewegungsübungen im Bett für die Arme und Beine. Das war nötig, weil ich mich inzwischen ja deutlich weniger bewegte, seit ich nicht mehr durch die Pfleger auf die Beine gestellt werden konnte.

Nach dem Durchbewegen ging es ins Bad und dann zum Frühstück an den Tisch. Naja, Frühstück ist jetzt vielleicht ein bisschen übertrieben. Ich bekam eine Flasche (500 ml) Sondenkost über die PEG und meinen Milchkaffee mit der Spritze direkt über die Sonde. Für den Geschmack tauchten wir einen kleinen Löffel in den Kaffee, den ich dann ablecken konnte. Je nachdem welcher Pfleger Dienst hatte, gestaltete sich mein Vormittag. Mit dem einen konnte ich mich gut unterhalten, mit dem nächsten ging ich gerne spazieren oder ich hörte einfach nur Musik. Gegen Nachmittag wurde ich aufs Sofa verfrachtet und meistens schlief ich ein bisschen oder ich las etwas über meinen PC.

Dann hatte ich noch zweimal die Woche Krankengymnastik. Die Ergotherapeutin kam einmal, ebenso die Logopädin. Zu Beginn machte sie mit mir noch viele Übungen zur Unterstützung der Atmung. Später dann ging sie mehr dazu über, die Reize mit Eis an der Zunge und im Gesicht zu setzen, um damit vielleicht noch die letzten funktionierenden Nerven zu stimulieren. Die Ergotherapeutin behandelte je nach Bedarf. Das konnten Bewegungen der Arme und Finger sein oder Übungen für den Kiefer. Manchmal besprachen wir uns auch, wenn es Probleme mit irgendwelchen Lagerungen gab. Während ich mein Nickerchen machte, tröpfelte die nächste Flasche Nahrung in meinen Magen. Am frühen Abend ging ich wieder in den Rollstuhl und ins Bad. Der Nachtdienst übernahm mich um 20 Uhr und ich setzte mich zum Fernsehen wieder auf das Sofa. Je nachdem was im Fernsehen kam, ging ich so gegen 23 Uhr schlafen. Langweilig wurde mir eigentlich nie.

Das Atmen fiel mir durch die schlaffer werdende Rumpfmuskulatur immer schwerer. So wie ich saß, spürte ich immer mehr, dass nicht genug Luft ankam. Das Zwerchfell hatte nicht mehr genug Kraft. Ich konnte nicht einmal mehr seufzen, was mir sonst etwas Erleichterung gebracht hatte. Das wiederum löste ein beklemmendes Gefühl aus. Je nachdem, wie oft dieses Gefühl auftrat, bekam ich Angst davor, überhaupt keine Luft mehr zu bekommen. Wir probierten mit der Ergotherapeutin aus, wie eine angenehmere Lagerung erreicht werden könnte. Mein Rücken brauchte mehr Stabilität. Am Ende wickelten wir meine Sofakissen in eine etwas festere Decke. So konnten wir je nach Tagesverfassung variieren. Meine Tagesform spielte überhaupt eine sehr große Rolle. Je schlechter meine Laune war oder je mehr ich mich gehen ließ, desto stärker hatte ich Probleme beim Atmen.

Eines meiner Ziele war es ja noch, meinen Sohn aufwachsen zu sehen. Daher interessierte mich selbstverständlich auch, wie er dort in dem Dorf untergebracht ist. Er schickte mir natürlich auch kleine Aufnahmen und Fotos, aber in echt wäre es schöner gewesen. Und ich würde vielleicht auch den einen oder anderen Betreuer kennenlernen. Aber wie sollte ich das bewerkstelligen? Ich konnte mich nicht mehr in ein Auto setzen. Meine Freundin wollte ich nicht ständig bitten. Ein Rollstuhl-Taxi würde für diese Fahrt 250 € (!!!) kosten. Verrückt, oder? Dafür ist mir mein Geld zu schade. Eine liebe Frau vom Hospiz-Dienst, die mich einmal im Monat besucht, hatte die Idee eines Wünsche-Wagens. Ich hatte bis dahin noch nie davon gehört. Das ist so eine tolle Sache. Der Wünsche-Wagen (Letzte-Wünsche-Wagen) ist ein Projekt des Arbeiter-Samariter-Bundes in Deutschland. Es umfasst den Einsatz von speziell dafür konstruierten Krankentransportwagen zur Erfüllung letzter, meist langgehegter Wünsche von Sterbenskranken. Die unheilbar Kranken, oft bereits in Hospizen oder in

Palliativstationen von Kliniken betreuten Menschen, äußern an die Betreiber ihre Wünsche. Diese organisieren Fahrten, Ausflüge und Besuche von Kulturveranstaltungen oder Sehenswürdigkeiten für die Kranken. Meist zusammen mit deren nächsten Verwandten. Es ist für die Fahrgäste kostenfrei und so basiert diese Institution auf Spenden sowie ehrenamtlichen Sanitätern und Helfern.

Das Ergebnis war ein sehr schöner Nachmittag und ich habe einen Eindruck bekommen, wie mein Sohn in Zukunft aufwachsen wird. Das tat mir sehr gut und ich bin beruhigt, ihn so gut aufgehoben zu wissen. Wir trafen die Regelung, dass er mich alle zwei Wochen einen Nachmittag besuchen darf. Damit sind alle Beteiligten zufrieden.

Liebe Hildegard, danke für die tolle Idee und ganz lieben Dank an die lieben Sanitäter, die uns begleitet haben.

Kapitel 17

Durch meine Krankheit veränderte sich auch mein Freundeskreis. Die einen zogen sich ganz zurück, die nächsten sind zwar nicht präsent, aber würde ich sie brauchen, wären sie da. Bei anderen hat sich die Freundschaft verändert, ist inniger geworden und es haben sich auch ein, zwei ganz neue entwickelt und sind ganz anders als die Freundschaften von früher. Ich kann sogar sagen, dass ich im Großen und Ganzen zufrieden bin, wie es jetzt ist. Eine sehr enge Freundin von jetzt, kannte ich früher „nur" als Mutter eines Mädchens in der Prinzengarde. Klar waren wir uns schon immer sympathisch, doch dabei war es auch geblieben, bis sie mir im Auftrag eine tolle Spende überbrachte.

Wir bekamen die Möglichkeit das Palazzo in Stuttgart zu besuchen. Ein wunderschönes Erlebnis, das ich nicht vergessen werde. Wenn ihr die Möglichkeit habt, gönnt euch mal so einen Abend. Für die Organisation und Planung mussten wir uns im Vorfeld einige Male treffen. Wir verstanden uns so gut und redeten bald nicht nur über das Palazzo und den anstehenden Ausflug dorthin.

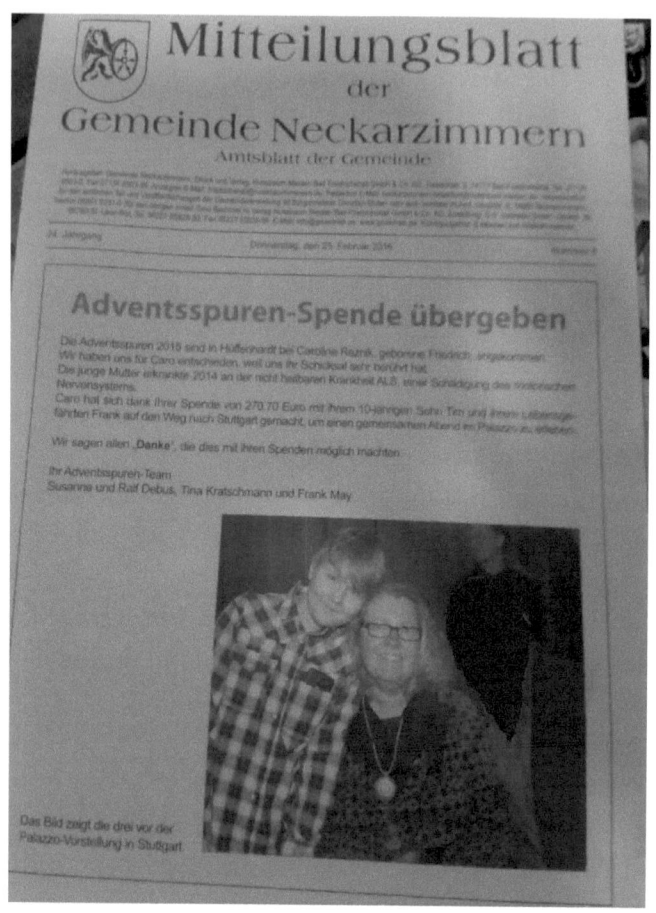

Mitteilungsblatt
der
Gemeinde Neckarzimmern
Amtsblatt der Gemeinde

Donnerstag, den 25. Februar 2016

Adventsspuren-Spende übergeben

Die Adventsspuren 2015 sind in Hüffenhardt bei Caroline Reznik, geborene Friedrich, angekommen. Wir haben uns für Caro entschieden, weil uns ihr Schicksal sehr berührt hat.

Die junge Mutter erkrankte 2014 an der nicht heilbaren Krankheit ALS, einer Schädigung des motorischen Nervensystems.

Caro hat sich dank Ihrer Spende von 270,70 Euro mit ihrem 10-jährigen Sohn Teo und ihrem Lebensgefährten Frank auf den Weg nach Stuttgart gemacht, um einen gemeinsamen Abend im Palazzo zu erleben.

Wir sagen allen „Danke", die dies mit ihren Spenden möglich machten.

Ihr Adventsspuren-Team
Susanna und Ralf Debus, Tina Kratschmann und Frank May

Das Bild zeigt die drei vor der Palazzo-Vorstellung in Stuttgart.

Einfach schön. Auch die Freundschaft zu einer Cousine meines Mannes wurde inniger. Wir haben uns schon immer gut verstanden und jetzt nimmt sie sich immer mal wieder Zeit, um mit mir eine DVD zu schauen. So habe ich auch dazu beigetragen, dass wiederum die beiden sich kennengelernt haben und sich zwischen ihnen ebenfalls eine schöne Bekanntschaft entwickelt hat. Wenn die Zeit es zulässt, treffen wir uns gemeinsam, um Filme zu schauen.

Kapitel 18

Das Problem mit der Atmung wurde größer. Ich benutzte die Beatmung dann auch regelmäßig am Nachmittag zum Schlafen, doch so richtig darauf einstellen konnte ich mich nicht. Meistens fiel es mir schwer, mich dem Rhythmus anzupassen, wenn ich nicht müde genug war. So wie es eben in der Nacht der Fall war. Zusätzlich hatte sich am Nasenrücken oben ein so genannter Dekubitus gebildet. Eine offene Wunde durch eine Druckstelle der Maske. Es wurde abgepolstert, aber es tat höllisch weh.

Leider war es durch das Polster für die Wunde schwierig, dass die Maske perfekt sitzt und keine Luft entweicht, die in die Augen bläst. Das ist fürchterlich nervig und störend. Durch den ständigen Druck auf der Nase, gestaltete sich der Heilungsprozess extrem langsam, da ich die Maske ja ständig brauchte. Eine Zeit lang probierte ich die Maske nicht mehr so lange am Stück zu benutzen. Auch in der Nacht, doch der Schlaf kam dabei eindeutig zu kurz und war nicht erholsam. Am Tag war die Situation ja auch nicht besser und ich hatte öfter wieder diese Angst, keine Luft zu bekommen. Es kostete mich große Überwindung, in diesen Situationen ruhig zu bleiben, und es gelang mir auch nicht immer. Ich möchte mich manchmal echt selbst nicht als Patient haben. Einmal mehr muss ich vor meinen Pflegern den Hut ziehen, dass sie mich aushalten.

Da der Verlauf der Krankheit mir zu schnell ging, hörte ich mich aus Verzweiflung auch mal nach alternativen Heilungsmethoden um. Ich hatte durch mein Sanitätshaus eine liebe Patientin mit demselben Schicksal kennengelernt und sie schwört auf die Kräfte eines Heilers. Nicht unbegründet, denn sie kann tatsächlich wieder gehen. Ja, unglaublich. Und ganz ehrlich, wenn ich es nicht selbst gesehen hätte, würde ich es nicht glauben. Sie hat mir eine kleine Aufnahme zum Beweis geschickt. Ich schrieb ihn an und er zögerte zunächst einmal, nachdem ich meine Geschichte erzählt hatte. Ich vermute mal, er hatte schon rausgehört, wie weit die Krankheit vorangeschritten war, und dass seine Heilkräfte da auch nicht mehr viel ausrichten können. Erst nach mehrfachem Bitten, sagte er mir zu und kam zu mir, um mich persönlich kennenzulernen. Nach diesem Termin meldete er sich zunächst wieder lange nicht und das passte auch zu dem ganzen Eindruck, den er bei mir hinterlassen hatte.

Nicht wirklich überzeugend dieser „Hokuspokus". Verurteilt mich bitte nicht gleich. Es war einfach spooky, wie er so dasaß, mit einem Blick, bei dem früher mein Lehrer immer sagte: „Caroline, nicht träumen." Er schnippte hin und wieder mit den

Fingern. Zudem hatte er in der anderen Hand einen Stab. Was es mit dem Stab auf sich hatte, erschloss sich mir nicht. Ehrlich, ich habe einfach Schwierigkeiten, Dinge zu verstehen, die man nicht erklären kann. Wenn ich sonst was nicht verstehe, hinterfrage ich so lange, bis es mir plausibel ist. Er konnte es mir nicht begreiflich machen. Wie auch? Wie soll man übersinnliche Kräfte auch erklären? Er sagte nur, der Stab habe energetische Kräfte. Wenn es unter euch Lesern jemanden gibt, der es kann. Bitte, ich lasse mich gerne eines Besseren belehren.

Weiterhin war die Atmung das große Thema, jeden Tag. Die folgende Entscheidung war dann echt die schwerste bisher.

Als mein Bruder die Vormundschaft für meinen Sohn übernahm, besprachen wir auch, wie es bei mir werden soll und ich bin dankbar, dass er dasselbe auch für mich übernehmen würde. Um ihm manches zu erleichtern, vor allem später im Endstadium, habe ich eine Patientenverfügung geschrieben. Das ist etwas, das ich jedem empfehle. Ja sicherlich ist es ein Thema, an das man nicht gerne denkt, geschweige denn spricht. Von den Angehörigen ist damit eine große Last genommen. Ich erinnere mich dabei natürlich wieder an den viel zu frühen und plötzlichen Tod unserer Mutter.

Ich wurde letztens von einer guten Bekannten gefragt, ob ich meine Beerdigung planen werde. Ich finde, dass die Planung der Trauerfeier ein Stück weit wichtig für den ganzen Trauerprozess der Angehörigen ist. Lediglich ein Lied habe ich mir ausgesucht, das gespielt werden soll. Es ist eine Art letzter Gruß von mir an alle, die mich auf meinem letzten Weg begleiten möchten, und ich habe mit meinem Bruder besprochen, wo ich beigesetzt werden möchte. Alles andere können Sie selbst gestalten, wie es für sie richtig und wichtig ist.

Es ist für viele ein heikles Thema. Ich empfehle, aufgrund meiner Erfahrung, über eine solche Regelung zu sprechen, solange noch alles in Ordnung ist. Egal bei wem. Es geht ja uns alle etwas an. Leider. Vor allem aber natürlich die älteren Mitglieder in der Familie. Manche nehmen es zum Anlass, wenn eine Hochzeit ins Haus steht, oder sich Nachwuchs ankündigt. Man denkt ja nicht, in so wunderschönen Momenten an dieses doch etwas traurige Thema. Aber wie ihr bei mir gelesen habt, kann es sich ganz schnell ändern. Ich hatte eine tolle Kindheit, wuchs behütet auf. Auch als ich erwachsen war, lebte ich ein stinknormales Familienleben. Und mit einem Schlag ist alles anders. Als ich mal wieder einen fürchterlichen Tag hatte, sprach ich mit meinen Pflegern, was für Alternativen ich hätte. Denn die Klinik riet mir direkt zur Tracheotomie, dem Luftröhrenschnitt. Ein solcher Eingriff wird dann durchgeführt, wenn ein Mensch über einen Zeitraum von mindestens mehreren Tagen intubiert werden muss oder Fehlbildungen beziehungsweise Erkrankungen der oberen Atemwege oder des Kehlkopfes vorliegen. Ein heißes Thema. Und ursprünglich war ich ja auch dagegen. Ich erstellte eine Pro-und-Kontra-Liste. Es ist mir letztendlich nicht leichtgefallen und es kostete mich unzählige Tränen. In diesen Situationen war ich sogar etwas erleichtert, dass mein Sohn es nicht mitbekommen konnte.

Wie lange würde ich noch leben, wenn ich mich gegen ein Tracheostoma entscheide? Vor allem, wie ist der Weg? Ich habe keine Angst vor dem Tod, aber vor dem Weg dorthin. Sicher, man bekommt was gegen Schmerzen oder etwas zur Beruhigung, doch was spüre ich noch? Bin ich weiterhin klar im Kopf oder ist mir übel. Alles Fragen, die mich beunruhigen. Sogar ein Gespräch mit einem Palliativdienst half mir nicht wirklich. In der Palliativversorgung geht es um die umfassende Betreuung von Menschen mit nicht heilbaren, fortschreitenden und weit fortgeschrittenen Erkrankungen, bei einer zugleich begrenzten Lebenserwartung. Das oberste Ziel ist die Linderung ihrer Beschwerden und die Steigerung ihrer Lebensqualität. Sie konnten mir die Ängste allerdings nicht wirklich nehmen.

Zwischenzeitlich bekam ich von meinem Hausarzt ein Medikament zur Beruhigung verschieben, falls die Ängste zu groß werden sollten. Ich habe davon allerdings nur ein einziges Mal eine Tablette genommen. Ich bin kein Fan von solchen Pillen. Meistens hilft mir Weinen und Reden mehr.

Letztendlich habe ich mich dann doch für das Tracheostoma entschieden. Die Ängste vor einer richtigen Atemnot waren doch zu groß. Eine Trachealkanüle ist ein Kunststoffschlauch, der in einen Luftröhrenschnitt eingesetzt wird. Außerdem wollte ich noch nicht gehen. Das Leben ist auch mit diesen Einschränkungen schön. Auf seine besondere Art und Weise, aber dennoch schön.

Je näher der Termin rückte, umso nervöser wurde ich wieder. Als ich aus der Narkose aufwachte, war das schon ein seltsames Gefühl, als mir bewusstwurde, nicht mehr selbst zu atmen. Aber, es war ok. Ich habe eine blockbare Kanüle bekommen. Blockbare Kanülen werden eingesetzt, wenn ein vollständiger Abschluss der Luftröhre notwendig ist. Dies ist meist bei Menschen mit Langzeitbeatmung der Fall. Bei geblockter Kanüle kann also keine Atemluft in die oberen Atemwege – also in den Mund- und Rachenraum – gelangen. Dieser Block ist wie ein Ballon, der um die Kanüle herum liegt und mittels eines Druckmessers aufgepumpt wird. So legt sich dieser Ballon an die Luftröhre und dichtet ab. Der Vorteil: Sekrete können nicht in die tieferen Atemwege gelangen. Sie müssen allerdings abgesaugt werden. Der Nachteil: Das Sprechen mit geblockter Kanüle ist nicht möglich. Schmerzen hatte ich auch keine. Ich war erstaunt. Eine Nacht musste ich zur Beobachtung auf der Intensivstation bleiben und danach war ich noch ein paar Tage auf einer normalen Station. Da ich ja noch zu einem Teil selbst atmen konnte, bekam ich eine sogenannte „feuchte Nase", ein kleiner runder Filter, der direkt auf das Tracheostoma gesteckt werden kann. „HME" oder „Feuchte Nase".

Um die fehlende Funktion der Nase (Befeuchten, Erwärmen und Filtern der Luft) zu ersetzen, ist der Einsatz von sogenannten „Feuchten Nasen" erforderlich. Diese Filter bestehen aus einem Kunststoffgehäuse und einem Filterkern, der aus Schaumstoff oder Papier gefertigt ist. Dann kann man das Gerät abschalten und ich atmete selbst. Das erste Mal nach der Operation war schwer, da ich über 30 Stunden an der Maschine hing und mein Körper sich fast schon zu sehr an die Unterstützung gewöhnt hatte. Mir wurde heiß und mein Puls raste. Ich versuchte also, mich wieder zu konzentrieren, um das Atmen zu kontrollieren. Es gelang mir mal mehr und mal weniger gut. Zusätzlich bekam ich Sauerstoff, was nicht zwingend erforderlich ist, bei beatmeten Patienten. Bei mir ist aber der Ruhepuls ständig zu hoch und mit etwas Sauerstoff haben sie es in den Griff bekommen. Es tut mir wirklich gut. Ich merke auch, falls es mal anzuhängen vergessen wurde, dass ich nach ein paar Stunden Kopfschmerzen bekomme. Der Tank mit dem Sauerstoff wird einmal pro Woche aufgefüllt. Schmerzen hatte ich auch einen Tag später nicht. Ich war echt zufrieden. Meine Ängste waren unbegründet gewesen.

Eine Sorge hatte ich allerdings noch. Wie würde mein Sohn darauf reagieren? Ich hatte nicht mehr mit ihm gesprochen und ihm erzählt, dass ich mich nun doch operieren lasse.

Ich ließ ein Foto von mir machen, schickte es seiner Betreuerin und bat sie darum, mit ihm zu reden. Es geht mir gut und wenn er möchte, könne er sich das Foto ansehen bevor er mich das nächste Mal besucht. Er ging dann ganz locker damit um. Ich denke auch, weil er gesehen hatte, dass sich trotz des Tracheostomas, nichts verändert hatte.

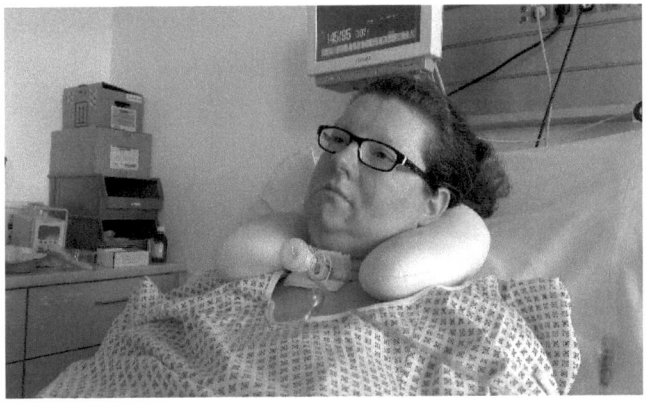

Das Foto entstand direkt nach der Operation. Sehe noch ziemlich fertig aus.

Kapitel 19

Überhaupt war es letztendlich eine gute Entscheidung gewesen. Besser als ich vermutet hatte. Ich hatte mir zwar die Für-und-wider-Liste gemacht, was aber ja nicht hieß, dass ich zu 100% überzeugt vom Ergebnis war. Mir geht es gut und ich habe selten Schmerzen. Eine Kleinigkeit könnte allerdings angenehmer sein. Schon immer habe ich einen ausgeprägten Würgereiz. Das heißt, ich konnte noch nicht einmal den Arzt vernünftig in den Hals schauen lassen, ohne dass ich würgte. Das macht es mir schwer, jetzt die Kanüle zu tolerieren. Bei der kleinsten Bewegung daran wurde ein Würgereiz ausgelöst. Das sieht für Außenstehende aus, als würde ich ersticken. Es war wie gesagt nach der Operation heftig, aber es wurde immer weniger. Wenn es vielleicht auch länger gedauert hat als bei anderen Patienten. Inzwischen ist das fast drei Jahre her und ich lebe sehr gut damit. Alle 14 Tage muss die Kanüle gewechselt werden. Das ist nicht so schlimm, wie es sich vielleicht anhört. Die Pflegekräfte sind ja erfahren und somit geht es routiniert und zügig. Es gibt ein schmerzlinderndes Gel, welches wir circa eine dreiviertel Stunde vorher um die Kanüle herum auf die Haut auftragen, und dann ist der Wechsel erträglich. Als allerdings der erste Wechsel anstand, war ich das reinste Nervenbündel. Zeitgleich mussten nämlich noch die Fäden gezogen werden. Wie lange würde der Wechsel dauern? Bekomme ich schnell wieder Luft? Wird es schmerzhaft? Ich weiß nicht, wie es euch geht, aber alles Unbekannte ist mir erst mal suspekt und ich bin ängstlich.

Zum Glück war mein Chef so lieb und kam dazu. Es tut einfach gut, in solchen Situationen eine Person an der Seite zu wissen, bei der man weiß, wie sie arbeitet. Und er wusste um meine Ängste. Selbstverständlich kennt mich meine Pflegerin auch, doch war es mit dem Ziehen der Fäden noch einmal eine etwas andere Situation.

Der Kanülenwechsel selbst ist keine große Sache. Mittlerweile habe ich mich natürlich daran gewöhnt. Leider gibt es einen nervigen Nebeneffekt, wenn die Zungen- und Schluckmuskulatur immer schlaffer wird. Ich kann den Speichel nicht mehr schlucken. Was zur Folge hat, dass er aus dem Mund läuft. Vermeintlich wird es so dargestellt, dass mehr Speichel produziert wird, was so allerdings nicht ganz stimmt. Klar gibt es Momente, in denen etwas mehr produziert wird. Doch das ist bei gesunden Menschen auch so. Wenn man sich beispielsweise auf die Zunge beißt, läuft es. Nur, der Gesunde schluckt das produzierte einfach runter und misst dem keine große Bedeutung bei. Bei mir selbst allerdings, die eben solch eine Menge nicht mehr schlucken kann, muss oral abgesaugt werden. Wird allerdings nicht gründlich genug abgesaugt und es sind Reste vom Speichel im Mund, wird fleißig weiter produziert. Aber auch daran gewöhnt man sich schnell. Das Absaugen in der Kanüle, sprich der Lunge, ist nicht wirklich schön, aber eben auch auszuhalten. Dann gibt es an der Kanüle noch einen kleinen Schlauch, über den man das Sekret absaugen kann, welches sich oberhalb des vorhin erwähnten Ballons sammelt.

Mit kleinen Tricks kann man versuchen, die Speichelproduktion zu minimieren. Beispielsweise haben manche Medikamente die Nebenwirkung, Mundtrockenheit zu verursachen. Das sind zum einen Augentropfen mit Atropin oder Skopoderm-Pflaster gegen Reiseübelkeit. Die Augentropfen werden bis zu dreimal täglich in den Mund geträufelt. Unter die Zunge und in die Wangentasche. Die sind so bitter. Ich habe selten so etwas Bitteres einnehmen müssen. Erinnerte mich schwer an die Schluckimpfung von früher als kleines Kind. Das Pflaster wird hinter mein Ohr geklebt und hält knapp drei Tage. Es ist ungefähr so groß wie ein 5-Cent-Stück. Fällt also gar nicht weiter auf.

Es gibt noch eine weitere Alternative, allerdings habe ich hier noch keinen Arzt gefunden, der das macht. Es gibt die Möglichkeit, Botox in die Speicheldrüsen zu spritzen. Meine betreuende Ärztin in Ulm würde es machen, aber die Fahrt ist mir inzwischen zu anstrengend und es ist nicht einmalig. Man müsste es vierteljährlich wiederholen. Das ist mir den Aufwand und die

Anstrengung im Verhältnis zum Nutzen nicht wert. Also behelfe ich mir weiter mit den anderen Mittelchen.

Auch gegen Stimmungsschwankungen nehme ich einen kleinen „Happy-Maker". Ein Medikament, das die Beschwerden von Depressionen und Angststörungen lindert und außerdem wirkt es beruhigend. Ich war erschrocken, als ich aus heiterem Himmel in einer Situation lachen musste, die eigentlich gar nicht so zum Lachen war. Ebenso bin ich nah am Wasser gebaut. Ich weine sehr schnell. Das kannte ich bisher nur von Schwangeren. Auch während meiner eigenen Schwangerschaft war ich zu Beginn sehr labil. Gut, dass ich so liebe Pfleger um mich habe, die mir in jeder Situation die Hand halten. Wir lachen, wir weinen. Schön, dass es euch gibt. Man kann sich nicht genug bedanken, für diesen Knochenjob.

Seitdem ich dauerhaft beatmet bin, gehe ich kaum noch aus dem Haus und mein Tagesablauf ist jeden Tag derselbe. Nicht, dass die Pfleger nicht mit mir raus gehen würden. Nein, mir ist es schlichtweg zu anstrengend und zu viel Aufwand. Beatmungsgerät, Absauggerät, mobiles Sauerstoffgerät. Wie ein Packesel. Nee, ist ok, wie es ist. Und sollte mir die Decke tatsächlich mal auf den Kopf fallen, kann ich mich immer noch entscheiden was ich mache. Ihr müsst dran denken, dass ich ja alles, was ich beschreibe, mit den Augen mache. So brauche ich locker fünfmal so lange wie normal.

Oder ein einfacher Toilettengang kann eine halbe Stunde in Anspruch nehmen. So vergeht ein Tag anders als bei euch.

Montags habe ich keine Anwendungen. Da lümmle ich mich gern bis 10 Uhr im Bett. Dann beginnen wir mit Bewegungsübungen der Arme und Beine und danach werde ich auf den Toilettenstuhl mobilisiert und es geht ins Bad. Frisch gewaschen komme ich in den Rollstuhl und wir stellen mir meinen PC ein. Nachts kommuniziere ich nur mit den Augen. Daher ist ein vertrautes Team unabdingbar. Im Rollstuhl starte ich WhatsApp und schaue, wie wichtig ich bin. Tatsächlich habe ich zumindest immer eine Nachricht. Nämlich von meinem Vater. Seit er alleine lebt und einen Schlaganfall hatte, haben wir vereinbart, dass er sich täglich bis mittags meldet. Lese ich nichts von ihm, schreibe ich zunächst und warte, ob er antwortet. Meistens ist er pünktlich und wenn er später dran sein sollte, hat er bei seiner täglichen Einkaufstour, die Zeit vergessen. Bisher musste ich nur ein einziges Mal meinen Bruder alarmieren. Aber da hatte er sich in den Garten gelegt, ohne das Telefon oder Handy mitzunehmen. Tja, das war ein kurzer Adrenalinstoß.

Bis circa 14 Uhr beschäftige ich mich mit Radiohören, Lesen oder Kartenspielen. Am Nachmittag lege ich mich wieder ins Bett und schaue Kochsendungen, gehe shoppen mit Guido Maria Kretschmer und schaue

Brautkleider an. Tief in mir sitzt eben noch ein kleines Mädchen, das Prinzessin sein möchte.

Mein Schwiegervater ist seit einem Jahr leider auch alleine. Meine Schwiegermutter verstarb letztes Jahr ganz plötzlich und unerwartet. So besucht er mich einmal die Woche. Überwiegend montags. Am späten Nachmittag schlafe ich noch ein bisschen, bevor es ins Bad geht zur Toilette. Danach schaue ich Fernsehen im Rollstuhl. Gegen 20.30 Uhr fahre ich noch für circa eine Stunde Fahrrad, um meine Gelenke zu lockern bevor die lange Nacht kommt. Ja ihr habt richtig gelesen: Fahrrad. Es nennt sich Motomed und man kann es mir direkt vor den Rollstuhl stellen. Die Beine werden festgeschnallt und los gehts. Diese Bewegungstherapie wurde speziell für Menschen mit Bewegungseinschränkungen entwickelt und fördert unter anderem die Durchblutung. Gegen Mitternacht gehe ich ins Bett.

Am Dienstag lasse ich mich um 9 Uhr wecken, weil um 10 Uhr mein Krankengymnast kommt. Er behandelt mich ungefähr etwas über eine halbe Stunde. Danach werde ich wieder in den Rollstuhl transferiert und ich bin im Wohnzimmer. Meistens kommt um die Mittagszeit mein Vater und wir quatschen über Gott und die Welt. Der Nachmittag und Abend gestalten sich dann wie schon am Montag.

Mittwochs stehe ich um 9.30 Uhr auf, damit ich rechtzeitig zur Ergotherapie um 11 Uhr im Rollstuhl bin. Die Ergotherapeutin bleibt 40 Minuten und ich beschäftige mich danach wie schon beschrieben mit allem Möglichen.

Es liest sich vermutlich echt, als würde ich mich langweilen. Aber das ist nicht der Fall. Über WhatsApp bin ich ja wirklich mit allen und jedem verbunden. Und irgendjemand schreibt immer. Häufig bekomme ich, gerade zum Wochenanfang, Fotos von irgendwelchen Aktivitäten vom Wochenende, an denen mich meine Freunde auf diese Weise teilhaben lassen. Eine ganz liebe Geste war zum Beispiel als die Faschingsgemeinschaft mir ein Foto von dem ganzen Saal mit den Festgästen schickte. Ich war sehr gerührt.

Der Donnerstag ist, bis auf den frühen Abend, wie der Dienstag. Morgens habe ich Physiotherapie. Abends gegen 19 Uhr kommt mein Bruder mit dem Einkauf und wir unterhalten uns. Manchmal gibt es natürlich auch Organisatorisches zu besprechen oder wir reden über meinen Sohn. Ich schicke meinem Bruder jeden Mittwoch einen Einkaufszettel und er bringt es dann mit.

Am Freitag kommt die Logopädin um 10.30 Uhr. Dafür steh ich um 9 Uhr auf, um im Rollstuhl zu sein, wenn sie kommt.

Am Wochenende ist faulenzen angesagt. Da kann es sein, dass ich mich erst um 11 Uhr wecken lasse. Stört ja keinen. Manchmal schaue ich dann auch nach dem Aufstehen schon einen Film an.

Tja, das ist meine Woche mit der beschissensten Krankheit, die ich kenne. Und dennoch hadere ich deswegen nicht. Humor ist, wenn man trotzdem lacht. Dieser Satz ist ein Antrieb. Nicht den Kopf in den Sand stecken. Jeden Tag, den ich noch mit meinem Sohn und meinen Liebsten verbringen kann, ist ein Geschenk, für das es sich zu leben lohnt. Was ich jetzt gegen Ende meiner Geschichte leider doch noch anmerken muss, ist die Tatsache, dass auch bei mir sich die einen oder anderen Schmerzen bemerkbar machen. Das Schreiben zog sich jetzt natürlich über Monate hin und die Krankheit zehrt unermüdlich weiter. Häufig werde ich gefragt, gerade von denen, die mich regelmäßig sehen, ob sich was verändert hat, da man es mir äußerlich nicht ansieht, wenn ich so in meinem Rollstuhl sitze. Jedoch spüre ich natürlich jede Veränderung.

Letzte Woche wurde ich gewogen und auch da spiegelt sich der Muskelabbau inzwischen merklich wider. Ich habe abgenommen und ich spüre, wie sich die Unterarmknochen zum Beispiel in die Armlehne meines Rollstuhls drücken und muss mir inzwischen Kissen unterlegen. Auch für meinen Toilettenstuhl musste ich eine andere Sitzauflage beantragen, damit ich noch einigermaßen entspannt..., genau, ... ich denke ihr wisst, was ich meine.

An den Samstagen, an denen mein Sohn mich besucht, erzählen wir uns, was seit dem letzten Besuch so alles los war. Wir quatschen gerne über den Unterschied zwischen der Pubertät von mir damals und seiner Zeit jetzt. Das macht richtig Spaß. Vor allem wenn wir noch die die Fotos von damals anschauen. Es tut so gut, mit ihm zu reden. Manchmal erstaunt es, wie realistisch er alles sieht. Er scheint gestärkt, ist glücklich und freut sich auf die Ausbildung.

Durch diese Erinnerungen und Erzählungen von meiner Jugend bin ich wieder mit einigen Freunden von damals über Facebook in Kontakt. Mein Freund und Tanzpartner hat sogar noch eine Videoaufnahme ausgegraben, auf der wir zu sehen sind. Solche Aufnahmen sind Gold wert. Das hat mich auch auf die Idee gebracht, mal zu recherchieren, ob auch Aufnahmen von meiner aktiven Zeit in der Prinzengarde existieren. Was soll ich sagen? Ein lieber Bekannter hat mir die ganzen Tänze auf eine DVD zusammengestellt. Ich schau sie mir fast regelmäßig an. Es war eine wunderschöne Zeit. Egal wie lange ein Leben ist, ist doch nur wichtig wie schön es war, oder was meint ihr?

Ich bin davon überzeugt, dass meine Liebe zu meinem Sohn, die enge Bindung zu meiner Familie und nicht zuletzt auch meine innere Zufriedenheit, mir die Kraft geben, diesen Weg zu Ende zu gehen.

Nachwort

Zu guter Letzt muss ich sagen, die Krankheit hat mich verändert. Ich bin schon längst nicht mehr die Caro, die alle kennen.

Bei Facebook habe ich seit vielen Jahren einen Account, doch seit meiner Diagnosestellung war ich dort nur noch sporadisch unterwegs. Ich musste erst mal mit mir selbst klarkommen. Doch ich fühlte mich schlecht, weil ich mich nicht dazu aufraffen konnte, mich wenigstens mal für die lieben Glückwünsche zum Geburtstag zu bedanken. Wenn ich jetzt so darüber nachdenke, war ich schon ziemlich depressiv. Vor ein paar Wochen jedoch, habe ich gepostet, wie dankbar ich meinen Pflegern bin. Immerhin sind es inzwischen 5 Jahre, in denen sie mich durch mein Auf und Ab tragen. Man kann ihnen einfach nicht genug Respekt zollen und ihr Einsatz ist mit keinem Geld der Welt aufzuwiegen. Außerdem bin ich jetzt mit mir und meinem Feind ALS im Reinen und habe Lust auf was Neues.

Nach diesem Post traf mich eine kleine Flut von aufmunternden Worten, die mich bestätigt haben. Einige Freunde und Bekannte nutzten das Lebenszeichen von mir, um wieder mit mir in Kontakt zu treten, wofür ich sehr dankbar bin. War ich früher eher schüchtern und zurückhaltend, bin ich jetzt doch selbstbewusst genug, um mit meinem Schicksal an die Öffentlichkeit zu

gehen. Die aufmunternden Worte oder die Beschrei-
bungen, wie ich von anderen gesehen werde, berühren
mich immer wieder aufs Neue und bestätigen mich in
meinem Tun.

Ein Beispiel ist da Thorsten, der "nur" ein Bekannter aus
meiner Jugend ist und er war sofort bereit, mich bei
meinem Vorhaben zu unterstützen. Die Möglichkeiten
mit meiner Augensteuerung sind dann doch irgendwann begrenzt. Er hat selbst schon einige Bücher geschrieben und wusste, dass es einiges an Zeit kosten
würde und trotzdem hat er mir zugesagt.

Im Anhang bedanke ich mich noch bei allen die mich
unterstützen und für mich da sind. Bitte seid versichert,
auch wenn ihr euren Namen dort nicht findet, bin jedem von euch unendlich dankbar, der mich auf irgend-
eine Weise unterhält. Jeder von euch bereichert mein
Leben und macht mich glücklich und sei es nur mit einem "Like" zu einem Post von mir, weil es mir zeigt,
dass ich nicht vergessen bin.

Danksagung

Jetzt ist es Zeit "Danke" zu sagen...

Danke mochte ich in erster Linie meinem Bruder sagen, der sich mit seiner Liebe zu mir und meinem Sohn, ich möchte fast sagen, aufopfert. Unzählige Tränen der Wut und Verzweiflung, gerade im Anfangsstadium, kosteten ihn so viel Kraft. Danke, dass du uns immer deine starke Schulter gibst. Uns die Wärme und Hoffnung gibst, dass wir zusammen alles schaffen.

Danke natürlich auch deiner Liebsten, die vor 4 Jahren in dein Leben kam und ohne Wenn und Aber die Situation mit uns meistert.

Danke meiner lieben Cousine für das Einkaufen und Dekorieren, damit ich es schön und gemütlich habe.

Danke Alex, dass du mir immer wieder den Transport mit dem Bus organisiert hast. Ohne das, wäre so vieles nicht möglich gewesen.

Danke Tina, die Ordnung in meinen Papierkram gebracht hat, um meinem Bruder die Arbeit zu erleichtern und die unzähligen tollen Gespräche.

Sascha Grylicki für die Unterstützung bei der richtigen Schreibweise.

Und nicht zuletzt, Thorsten Peter für die Hilfe, seine Zeit und Ideen meine Geschichte in dieses Buch umzusetzen.

Das Foto auf dem Cover stammt aus der Zeit, als meine Geschichte beginnt. Sommer 2010. Mein Gesichtsausdruck zeigt deutlich wie ich mich fühlte. An den Augen kann man noch die Tränen erahnen, die ich jede Nacht vergossen habe. Tränen der Trauer um meinen Mann. Tränen der Ungewissheit, weil ich nicht wusste wie es weiter gehen sollte. Aber da ist auch ein kleines Lächeln. Ein Lächeln der Hoffnung!